Bogdan Jonik

TARNKAPPENJÄGER

Auf der Suche nach der verlorenen Objektivität

Band 2

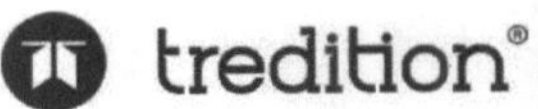

Impressum:
© 2024 Bogdan Jonik

Umschlagbild: Bogdan Jonik
Korrektorat & Umschlaggestaltung; Spotsrock
Druck und Distribution im Auftrag des Autors:
tredition GmbH, Heinz-Beusen-Stieg 5, 22926 Ahrensburg, Germany

ISBN:
Softcover: 978-3-384-40145-8

tredition GmbH
Abteilung „Impressumservice"
Heinz-Beusen-Stieg 5
22926 Ahrensburg
Deutschland

Bogdan Jonik

TARNKAPPENJÄGER

Auf der Suche nach der verlorenen Objektivität

Eine chronologische, kritische Aufarbeitung der Pandemie
aus der Sicht eines Naturheilkundlers

Band 2

Vorwort

Seit Anfang 2024 häufen sich die Stimmen von Spitzenpolitikern, die eine Aufarbeitung der Pandemie-Maßnahmen in Deutschland fordern. Die einen sagen (Caritas-Präsidentin Welskop-Deffaa), *„dieser Wettstreit wird toxisch"* und meinen damit die Verunsicherung der Menschen bei der nächsten Krise, die anderen, wie z. B. der damalige Gesundheitsminister Jens Spahn, kehren Negatives in Positives um und behaupten, *„bis zum Ende der Pandemie hätten 70 bis 80 % der Deutschen die Corona-Politik mitgetragen"*. Wieder andere, wie z. B. der SPD-Fraktionschef Rolf Mützenich, haben die Einsetzung eines Bürgerrats und einer Kommission mit Vertretern aus Politik, Wissenschaft und Verwaltung zur Auf-arbeitung der Corona-Pandemie vorgeschlagen. In dem Bürgerrat sollten zunächst zufällig ausgewählte Menschen aller Altersklassen und aus unterschiedlichen sozialen Zusammenhängen ihre Erfahrungen mit der Pandemie schildern und daraus Empfehlungen für die Zukunft entwickeln. Diese Ergebnisse sollten anschließend in die Arbeit einer neu zu schaffenden Kommission einfließen […]
(RNZ vom 15.04.2024).

Diese lobenswerten Vorschläge sind natürlich eine Provokation für die Mainstream-Presse, die bis heute an den Impfungen mit den wie auch immer angepassten Impfstoffen festhält und offensichtlich Angst hat vor der Objektivität, respektive vor der Wahrheit, wie ich sie in Band 1 meines Buches geschildert habe. Das zieht natürlich auch fatale Konsequenzen für die Impfbefürworter nach sich:

So schreibt die „Lausitzer Rundschau" aus Cottbus (RNZ vom 30.09.2024):
„Ein Bürgerrat wäre sinnlos. Gerade weil es so viele Meinungen gibt, die sich häufig auch kaum von denen während der Pandemie unterscheiden dürften, macht der von der SPD geforderte Bürgerrat,

an dem die Ampel-Einigung gescheitert ist, keinen Sinn. **Was das Land dringend braucht, ist eine großangelegte, wissenschaftlich fundierte und datenbasierte Analyse der Corona- Maßnahmen."**

Hätte das mal der Chefredakteur der Rhein-Neckar-Zeitung Heidelberg vor seinem Kommentar am 30.03.2024 lesen können:

„VIEL SPAß DABEI" [...]

Alle Fehler sollen aufgearbeitet werden. Von den Erfolgen spricht niemand. Das wird ein Fest für Verschwörungstheoretiker und Corona-Leugner."

Welche Erfolge meint der Chefredakteur?

Sicher nicht die zig-Tausende Corona-Opfer, die **trotz** oder **wegen** der Impfung gestorben sind, oder die zig-Millionen Long Covid-Geschädigten (Anm.: Cave Dunkelziffer) die sich durch die Impfung in Sicherheit gewähnt hatten und sich inzwischen nicht mehr alleine versorgen können oder beruflich eingeschränkt sind, und trotz Durchlaufen aller medizinisch möglichen Standard-Untersuchungen allein gelassen werden und erfolg-versprechende alternative, Behandlungsmethoden selbst bezahlen müssen!

Sind wir schon so weit?

Kritiker der total entgleisten Impfkampagne werden als *„eine massiv mobilisierte Untergruppe, die stark mit den AfD-Wählern überlappe, Infek-tionsschutzmaßnahmen ablehne und gegen Impfungen sei",* diskreditiert.

„Sie würden jede künftige Pandemie politisch in der Bewältigung erschweren."
(Prof. Lauterbach, RNZ vom 09.03.2024).

Sollen Querdenker mundtot gemacht werden?

Solcherlei Fehleinschätzungen versuche ich mit diesem 2. Band meiner Trilogie „Tarnkappenjäger" zu relativieren: Es geht nicht um

Spaß/Schadenfreude oder Rechthaberei bei diesem diffizilen Thema – es geht um die Wiederherstellung der vom Mainstream lange unterdrückten Objek-tivität,und **um die Übernahme und das Tragen der Verantwortung mit allen Konsequenzen!**

Begeben wir uns nun also auf die Suche nach wissenschaftlich fundierten, datenbasierten Ergebnissen aus der Corona-Pandemie. Ich hoffe, dass ich mit Band 1 das Interesse der Leserschaft geweckt habe und dadurch nun mit Band 2 meinen Beitrag leisten kann für eine objektive Aufarbeitung der Pandemie!

Sollten sich die geneigten Leser*innen nicht im Dickicht der undurch-dringbaren Geheimnisse der minimalistischen, aber hoch-intelligenten Viren verirren wollen – beginnen Sie im Kapitel 4 – mein *„Offener Brief an den Gesundheitsminister"* ist eine Kurz- bzw. Zusammenfassung des Hauptproblems:

AUF IMPFUNGEN SOLLTE SICH DER AUFGEKLÄRTE,
FÜR SEINE GESUNDHEIT SELBST VERANTWORTLICHE
BÜRGER, NICHT UNBEDINGT VERLASSEN!

Kapitel 1

Wie der Richtungswechsel kompromisslos ignoriert worden ist

Markus Lanz beeindruckt mich immer wieder durch seine Auswahl an Gästen, durch seine forsche Art, Hintergründe der floskelhaften Äußerungen seiner vorbelasteten Insider zu ergründen, um die Kernaussagen dieser Experten aufzuzeigen und ggfs. offenzulegen. Aufgrund seiner guten Vorbereitung auf diese Sendung ergeben sich ständig neue Diskussionsgrundlagen!

Am 10.11.2021 war Frau Prof. Dr. Brinkmann, die Virologin, die über die Heidelberger Zeitung am 16.01.2021 darüber aufklärte, wie trickreich die Viren doch sind und mit *Tarnkappen* arbeiten, um der Bekämpfung durch antivirale Wirkstoffe zu entkommen, zu Gast.

Markus Lanz war dieser Virologin um ein kleines, aber wichtiges Detail voraus. Vielleicht hatte auch er den Verdacht, dass wir mit den gängigen veralteten Impfstoffen die Pandemie nicht beherrschen können.

Kurzum: Mit schemenhaft gezeigten Schaubildern hat er, bewusst oder unbewusst, einen Paradigmenwechsel versucht,

Die BILD-Zeitung hat entsprechende Zahlen veröffentlicht: Wahrscheinliche Impfdurchbrüche bei Menschen über 60 Jahren sind verantwortlich für

> ➢ 60,0 % der Erkrankten

> ➢ 45,1 % der Corona-Patienten im Krankenhaus

> ➢ 36 % der Covid-19-Fälle auf Intensivstationen

> ➢ 41,7 % der an Covid-19 Verstorbenen

Objektiverweise muss ich darauf hinweisen, dass achtmal mehr Bürger geimpft sind als ungeimpft, was natürlich die Statistik entsprechend relativiert.

Insoweit ist das Lanz'sche Ansinnen ein Signal, um einen datenbasierten Kurswechsel bei der gängigen Pandemie-Bekämpfung zu senden.

Das hat Prof. Drosten am 11.11.2021 dazu verleitet, zu verkünden:

„Wir haben keine Pandemie der Ungeimpften!"

Dieses Narrativ ist nun hoffentlich in allen Köpfen der Impfbefürworter angekommen.

Insoweit hätten wir (die Naturheilkundler) hier einen Teilerfolg erzielt, indem das alte Narrativ als „falsch und schädlich" eingestuft worden ist. Ergo hat sich die Natur durchgesetzt und signalisiert: Ein Paradigmenwechsel ist notwendig!

Warum dieser partout keinen Eingang in die Köpfe der verantwortlichen Politiker finden will, schildere ich mit den nachfolgenden Entwicklungen.

t-online bringt am 16.11.2021 einen Bericht mit dem Titel: „Irreführende Grafik"

REDAKTION VON MARKUS LANZ ENTSCHULDIGT SICH NACH KRITIK

„Nach Kritik an einer Corona-Grafik und deren Auslegung in der ZDF-Talkshow ‚Markus Lanz' hat die Redaktion ihr Bedauern ausgedrückt. Die Daten seien unzutreffend interpretiert worden.

In der ‚Markus Lanz'-Ausgabe vom vergangenen Mittwoch war eine Grafik mit der Überschrift „Der Impfeffekt", bezogen auf die Altersgruppe 60+ gezeigt worden. In der Sendung wurden die Daten so interpretiert, als sei die Impfung weniger wirksam als erhofft. Der öffentlich-rechtliche Sender teilte am Dienstag auf Anfrage der Deutschen Presse-Agentur nun mit: „Die Radaktion bedauert die irreführende Interpretation dieser Statistik". Weiter heißt es: „Der daraus resultierende Eindruck, die Impfung wirke in der genannten Altersgruppe weniger als bisher abgenommen ist unzutreffend."

Moderator Markus Lanz sprach in der Sendung die Geimpften-Anteile in der Grafik an und bat u. a. die Virologin Melanie Brinkmann, die zu Gast in der Talkrunde war, um eine Ein-schätzung […] Im Nachgang der Sendung hatte sich Brinkmann in der „Braunschweiger Zeitung" unzufrieden mit dem Verlauf der Diskussion gezeigt. Im Nachhinein betonte sie, die Daten in der Grafik zeigten ganz klar:

„Die Impfung ist nicht nur wirksam, sie ist sogar sehr wirksam!"

t-online zitierte sie weiter: **„*Es war eine schwierige Situation diese recht missverständliche Grafik spontan kommentieren zu müssen.*"**

Anstatt in sich zu gehen und die Problematik kritisch zu hinterfragen, bleibt Frau Prof. Brinkmann bei ihrer blauäugigen Sichtweise!

Am 22.11.2021 erschien ein zusätzlicher Bericht dieser „Entgleisung" auf t-online:

Pandemie-Talk bei ‚Anne Will'

VIROLOGIN ÜBER CORONA-POLITIK: *„BIN WAHNSINNIG FRUSTRIERT"*

[…] *„Die Corona -Zahlen schießen in die Höhe und ein Ende ist nicht in Sicht. Bund und Länder haben sich deswegen jüngst auf Gegenmaßnahme geeinigt – dazu gehören z. B. die 3G-Regel am Arbeitsplatz sowie Kontaktbeschränkungen. Doch kann Deutschland die vierte Corona-Welle überhaupt noch brechen?"*

Diese Frage diskutierte Anne Will am Sonntagabend mit ihren Gästen.

„Wo Verbesserungspotential besteht", erklärte die Virologin vom Helmholtz-Zentrum für Infektionsforschung, Melanie Brinkmann. Sie sah vor allem einen Bedarf darin, Impflücken so schnell wie möglich zu schließen. Ihrer Meinung nach sei die Politik bei **Impfkampagnen** *bisher nicht proaktiv genug vorgegangen und habe zu wenige Menschen erreicht.*

DIE UNGEIMPFTEN TREIBEN DIE PANDEMIE", **erinnerte die Virologin [...]**

Die aktuelle Entwicklung war für die Virologin keine Überraschung: Darüber, dass die Politik bislang nicht auf die Warnungen aus der Wissenschaft gehört habe, sei sie wahnsinnig frustriert. Vielen ihrer Kolleginnen und Kollegen gehe es ähnlich. Sie seien *„fassungslos darüber, in welche Lage wir geraten sind"*, so die Expertin.

WOW!

Mir geht es ähnlich ob dieser klischeehaften Äußerungen!

Nur spezialisierte Virologen und Virologinnen wissen, im Gegensatz zu anderen, entsprechend vorgebildeten, medizinischen Fachkräften, wie eine Pandemie virologisch einzuordnen ist und welche alternativen Methoden zur Bekämpfung sinnvoll wären.

Brinkmann weiß, dass Viren ständig mutieren und so „intelligent" sind, dass sie mit „Tarnkappen" den Impfungen entfliehen können. Und **trotzdem** propagiert sie, mit **einem völlig veralteten Impfstoff,** eine noch gefährlichere Variante bekämpfen zu wollen?

Was für ein Schock für Naturheilkundler und Insider, die die einzelnen Aspekte der Pandemie-Entwicklung konsequent mitverfolgt haben. Um nicht in die Niederungen der Stammtisch-Schlagworte abgleiten zu müssen, kann ich besagter Virologin nur mit den Worten von Dr. Gerhard Buchwald antworten, der im Vorwort seines Buches

„IMPFEN – Das Geschäft mit der Angst ",

geschrieben hat: „*MOTTO:* **Die Nach- und Querdenker sind es, die uns weiterbringen. Nicht die unendliche Schar derjenigen, die sich aus dem engen Hohlweg ihrer Fachgebiete nicht lösen können**".

Um aufzuzeigen, wie viele Informationslücken dieser spezialisierten Virologin zum Nachteil gereichen werden, stelle ich an dieser Stelle meine Mail an die Redaktion der ‚heute-show' vom 19.11.2021 zur Verfügung:

Bogdan Jonik   19.11.2021

Mail an heute-show

Grüß´ euch liebes heute-show-Team!

Seit Jahren genießen meine Frau und ich die satirischen Beiträge in der heute-show.

Oft ist es nur durch Übertreibung auf humoristische Art möglich, politische Entwicklungen oder – Entgleisungen – einer breiten Schicht der Bevölkerung ins Bewusstsein zu bringen (vgl. die fahrenden Sänger im Mittelalter).

In Bezug auf die Corona-Pandemie sind mir letzten Freitag zwei Beiträge negativ aufgefallen, die ich spontan versuchen muss, ins rechte Licht zu rücken. Dabei kommt mir meine Erfahrung und Stoffsammlung aus meiner langjährigen Pharmatätigkeit zugute.

Als Anhänger der Naturheilkunde, seit meiner Heirat konfrontiert mit dem Umgang zu einem Impfgeschädigten in unserer Familie, bin ich selbstredend Impfgegner.

Vor einigen Monaten fiel mir eine 3-seitige Kopie einer Abhandlung zum Thema Impfen aus dem Jahr 1996 in die Hände: „Am Anfang war der Impfschaden".

Wie der Zufall es so will, bringt Oliver Welke, zusammen mit seinem Kollegen Albrecht Humboldt letzten Freitag einen Sketch über die Impfpflicht für Pockenimpfung zur Kaiserzeit, wobei mich die Zeitangabe stutzig gemacht hat – es war nicht 1874, wie behauptet, sondern am 01.04.1875 ist das Reichsimpfgesetz (Impfpflicht) in Kraft getreten.

Wiederum zufällig ist auf Seite 1 meiner Kopie eine Grafik abgebildet, aus der hervorgeht, dass gerade ein Jahr zuvor die Zahl der Pockentoten mehr als doppelt so hoch war als beim Inkrafttreten des Gesetztes, wobei sich dann die Letalitätskurve gegen Null entwickelt und ab 1879 wieder ansteigt (sic!).

Nun lautet die Kernaussage von Herrn Humboldt innerhalb des Sketches: „*Nur durch diese Massenimpfungen sind die Pocken damals so gut wie ausgerottet worden.*"

Peinlich für den Comedian, aber leicht nachvollziehbar für den unbefangenen Betrachter, liest sich der Kommentar unter der Grafik: „*Impfgesetze ohne Einfluss auf die Zahl der Pockentoten in Deutschland: Die Beseitigung misslicher hygienischer und sozialer Verhältnisse führte zum Rückgang der Pocken.*"

Was beim weiteren Lesen der 3-seitigen Kopie weiter auffällt, ist die Ähnlichkeit der medizinischen Zusammenhänge wie auch der Argumente Für und Wider das Impfen, auch nach 25 Jahren, mit der heutigen Impfpropaganda!

Tatsächlich haben wir beim Thema Impfen einen Quantensprung „geschafft". Auch wenn die Meinungsbildner es ungern zugeben wollen, handelt es sich bei den aktuell eingesetzten Impfstoffen um genetisch veränderte Vakzine! Als Paradebeispiel hierfür sehe ich die Ausführungen von Prof. Kräusslich, dem Chefvirologen der Uni Heidelberg, in der Rhein-Neckar-Zeitung vom 19.06.2021:

„*Vermutlich verwendet Curevac unveränderte Bausteine der mRNA, wohingegen BioNTech chemisch veränderte Bausteine einsetzt, die eine längere Lebensdauer der mRNA bewirken sollen. Ob dies durch Patentfragen begründet ist weiß ich nicht; für beide Ansätze gibt es aber gute Gründe. Curevac verwendet außerdem deutlich weniger mRNA pro Dosis als die anderen Firmen. Außerdem ist die Verpackung der mRNA anders, sodass weniger Kühlung erforderlich ist […] Ob und welcher dieser Unterschiede für die geringe Wirksamkeit verantwortlich ist, kann man im Moment nicht sicher beantworten.*"

Vielleicht sind es weniger patentrechtliche Fragen als „Gewissensbisse" bei Curevac, die ihr Vakzin so wenig „wirksam" werden ließen. Zur Ergänzung muss ich die Menge der mRNA bei den privilegierten Impfstoffen anführen:

> BioNTech verwendet 30 Mikrogramm mRNA pro Dosis!

> Moderna verwendet 100 Mikrogramm mRNA pro Dosis!

Näheres hierzu gleich im Anschluss!

Der zweite Sketch in der der heute-show, der bei mir Unbehagen auslöste, war der Beitrag zum Wirkstoff Ivermectin. Offensichtlich aufgrund eines Podcasts von Herrn Kickel, FPÖ, erfolgte kürzlich ein Run auf diesen Wirkstoff, sodass schnell alle verschreibungspflichtigen Tabletten ausverkauft waren und die unbedarften panischen Österreicher auf die Salbenpräparate auswichen. Freilich ist es unsinnig, diese Darreichungsform, entwickelt für Tiere, in der Humanmedizin einzusetzen. Das bot sich natürlich sofort an als „gutes Futter" für die Satire in der heute-show.

Wenn ich, überrascht von der heutigen Nachricht, dass Kinderärzte eine sofortige Impfpflicht für alle fordern, spontan auf die kritisierte Satire wie auch auf die unglaubliche Arztforderung reagieren müsste, würde ich provokativ, aber voller Überzeugung antworten: Eher schiebe ich mir rektal die Pferdesalbe ein, bevor ich mich zwangsimpfen lasse!!!

Warum?

Die Firma Pfizer hat gut über 15 Jahre Erfahrung mit SARS- und Covid-19-Viren. Diesbezügliche, unbefriedigende Ergebnisse bei Ausbrüchen wie MERS oder Schweinepest, wurden stillschweigend behandelt. Angeblich liegen schon Impfstoffe der zweiten Generation im Regal.

Jetzt, bei Auftreten eines „neuen Pandemie-Virus'", wähnten sich die Entwickler sicher, man bräuchte nur die Spike-Hülle des Virus abwandeln und hätte dadurch Schutz vor den meisten mutationsbedingten Viren, wenn man denn daraus einen Impfstoff bastelt.

Wenn es um die Hospitalisierungsrate, d. h. schwerste Verläufe mit Todesfolge geht, kann ich diesem Schema zähneknirschend zustimmen. Aber jetzt kommt die Kehrseite der Medaille – aufgrund der mir vorliegenden, 2 Leitz-Ordner füllenden Informationen, muss jeder objektive Betrachter davon ausgehen, dass (sofern es sich um einen natürlichen Virus handelt, was ich bezweifle) die Impfungen mit dem Impfstoff der ersten Generation eben dafür verantwortlich sind, dass sich dieses Virus, weltweit, wie nachzulesen, nur dort hartnäckig, in steigendem Maße entwickelt, wo viel geimpft wird.

Beweise:

„Musterländer", d. h. Staaten mit übersichtlichem Bevölkerungsumfang – wo die Impfrate international mitverfolgt und bewusst auf das Höchstmaß getrimmt worden ist – hatten zu Beginn der Impfaktionen extra-ordinäre Inzidenzen; vgl. Israel, Island, Gibraltar u. a.

Mit Ausnahme von Israel, wo die Auswirkungen der dritten Impfung (Booster) noch nicht abschließend beurteilt werden können, aber trotzdem die Neuinfektionen steigen (*„zu früh und zu schnell"*), scheinen die Impfungen das Problem nicht beseitigt zu haben – im Gegenteil:

Schauen Sie sich die Inzidenz von Gibraltar an, wo bislang 116 % der Einwohner (inklusive Gastarbeitern aus Spanien) doppelt geimpft sind, und vor zwei Tagen eine Inzidenz von über 1000 festgestellt wird! Ähnlich sieht es in Island aus (Impfquote bei über 80 %). Die aktuelle Inzidenz liegt etwa im Bereich von Deutschland.

Als medizinischer Laie muss ich diese Entwicklung dahingehend interpretieren, dass sich die doppelt Geimpften gegenseitig anstecken, und dadurch das Feuer aktivieren, d. h. die Infektionen anheizen!

Auch wenn diese meine Aussage nicht belastbar ist, i. S. von wissenschaftlicher Beweislage, zeichnet sich schon jetzt ab, dass in Ländern, wo viel geimpft wird, keine Beruhigung i. S. von Herdenimmunität eingetreten ist, das bedeutet, dass der natürliche Verlauf eines aggressiven Virus, wie bei Ebola, der ja als hoch ansteckend gilt, aber trotz fataler hygienischer Verhältnisse innerhalb eines halben Jahres (mit Wiederholungen) zu überschaubaren Todesfällen geführt hat und danach verschwunden ist, bleibt in einem so hoch entwickelten Land wie dem unseren nicht sichtbar – im Gegenteil!

Nun sind wir wieder zurück beim Thema Ivermectin. Schwellenländer oder Entwicklungsländer, wie Indien, Afrika, Dominikanische Republik, aber auch Wirtschaftsmächte wie Japan, setzen diesen Wirkstoff erfolgreich bei Covid-19 ein. Wie beurteilt das so hochentwickelte Deutschland diese Substanz?

Es wird sogar davor gewarnt!

In den zugelassenen Dosierungen sei der Wirkstoff gut verträglich. Wenn man ihn aber, zur sichtbaren Wirkung bei der Behandlung von Covid-19-Patienten einsetzt, hätte es Nebenwirkungen, wäre sogar toxisch.

Was für ein Unsinn!

Laut RKI zählen zu den möglichen Nebenwirkungen:

> Fieber

> Juckreiz

> Hautödem

> Kopfschmerzen

> Müdigkeit

> Erbrechen oder Übelkeit

> erhöhte Leberwerte

> Asthma-Anfälle

Die geneigten Leser*innen mögen sich den Beipackzettel von Aspirin oder Ibuprofen anschauen – welcher halbwegs vernünftige

Mensch würde diese beiden Medikamente bei banalen Beschwerden im Vollbesitz seiner geistigen Kräfte ruhigen Gewissens einnehmen wollen?

Bei Ivermectin reden wir von lebensrettenden, den schweren Verlauf einer Covid-19-Infektion lindernden Wirkstoffen.

Jetzt stellen wir die Nebenwirkungen von Ivermectin denen einer Impfung durch BioNTech gegenüber:

> Herzmuskelentzündung

> Hirnvenenthrombose

> Long Covid-Syndrom

> Entgleisung des Immunsystems

Wer jetzt immer noch nicht überzeugt ist, dass die neuen mRNA-Impfstoffe mehr Schaden als Nutzen bringen, den weise ich auf folgendes Problem hin: Obwohl diese neuen Vakzine nicht die erforderliche Erprobungsphase während der Zulassungsstudien durchlaufen haben (mindestens 4–6 Jahre) wird unisono von allen Meinungsbildnern papageienhaft wiederholt, diese Impfstoffe eien gut erforscht, Langzeitfolgen bzw. Nebenwirkungen wird es nicht geben; (bei Querdenkern kursiert das Gerücht, dass bei der Zulassungsstudie zu BioNTech keine Placebos, sondern Mittel gegen Hirnhautentzündung im Vergleich zur Wirkstoffgruppe eingesetzt worden waren).

Wie beurteilen wir dann folgende Fakten?

1) Anfänglich sollte der Impfschutz ca. 1 Jahr lang andauern. Dann wurde nach 6 Monaten eine Zweitimpfung angeraten, aktuell wird nach 5 Monaten Doppelimpfung ein Booster empfohlen.

2) Ca. 19 % aller Impfdurchbruchpatienten leiden anschließend an dem Long Covid-Syndrom.

3) Impflinge mit der Nebenwirkung Myokarditis erleiden nach Meinung von Experten zu 40 % innerhalb von 1–8 Jahren einen Herzinfarkt, weil sie zu der Gruppe der jungen sportlich aktiven Bürger zählen. Dabei ist die Fallzahl höher als man denkt – laut einer israelischen Studie ist einer von 6.637, nach der zweiten Impfung im Alter von 16–19 Jahren mit Myokarditis belastet.

4) Wie man von der Polio-Impfung her weiß, gibt es ein durch diese Impfung geschaffenes Phänomen, den „künstlichen Impfvirus", der nicht auszurotten ist.

5) Wie jeder Naturheilkundler weiß, leidet jedes Immunsystem mindestens zwei Wochen lang an der Impfung. Dadurch erklärt sich die Tatsache, dass ca. 25 % der Covid-19-Patienten, die im Krankenhaus behandelt werden müssen, einen septischen Schock erleiden.

6) Die Todesfälle durch Covid-19 sind meist mit einer Sepsis verbunden (Überreaktion des Immunsystems).

7) Verschiedene Daten zeigen laut Deutscher Röntgengesellschaft bei Krankenhaus-Patienten in 30 % der Fälle eine Leber-schädigung, in 20 % ein akutes Nierenversagen und in 75 % eine gestörte Immunantwort.

8) Meine Hauptsorge, als medizinischer Laie und Anhänger der Naturheilkunde, gilt dem Phänomen des Überstrapazierens des Immunsystems, d. h. der möglichen Entgleisung.

Prof. Radbruch bringt es am 14.10.21 bei t-online auf den Punkt:

„Das Immungedächtnis unseres Körpers ist genial. Da werden auf Dauer nur so viele Antikörper produziert, wie es braucht, um immun zu bleiben. Immunität funktioniert nicht nach dem Prinzip: VIEL HILFT VIEL! Wir können von unserem Immunsystem lernen, wie viele Antikörper es eigentlich braucht, um immun zu bleiben."

Reichen diese 7 Langzeitfolgen, um die gebetsmühlenartigen Aussagen der Mainstream-Virologen ad absurdum zu führen?

Zurück zu Ivermectin!

Indien hatte vor Kurzem eine größere Panik wegen Covid-19-Ausbrüchen (Sauerstoff, freie Pflegeplätze etc.). Mittlerweile sind diese Probleme, in diesem Vielvölkerstaat mit ca. 1,4 Mrd. Einwohnern, fast gänzlich verschwunden (vgl. hinduistisches Neujahrsfest ohne Masken, ohne Mindestabstand).

Die panikmachenden Bilder in den Medien sind vielen noch gegenwärtig. Wie sieht es heute bei Betrachtung der 7-Tage-Inzidenz in Indien aus, dem Ursprungsland der aggressiven Deltavariante?

Optimal!

Laut Regierungserklärung ist eine natürliche Immunität durch Herdendurchseuchung eingetreten (Impfquote unter 30 %). Das ist in unserem hochentwickelten Land, wo es täglich heißt, wir müssen die Impfquote erhöhen, nicht möglich, weil entsprechend meiner nachweisbaren Recherchen, die Impfung als solche das Virusgeschehen anfeuert und der Standesdünkel der Mediziner wenig Alternativen zulässt: In vielen Entwicklungsländern wird Ivermectin bei Flussblindheit und Elephantiasis eingesetzt – medizinisch vorbelastete Leser*innen wissen um die Bedeutung dieser Aussage.

Nun sollte man meinen, dass die für Pandemien speziell ausgebildeten Virologinnen und Virologen aufgrund ihrer Vernetzung untereinander und guter Kontakte zu ausländischen Kollegen jederzeit eine aktuelle objektive Einschätzung zur Lage geben können bzw. sollen – dem ist leider nicht so. Dem Mainstream folgend tingeln einige durch die Talkshows und propagieren wie mit Scheuklappen behaftet immer nur die eine These: Impfen, impfen, impfen!

Frau Professorin Brinkmann gehört zu dieser Spezies. Als Markus Lanz sie mit einer Grafik konfrontiert, in der das Verhältnis von Geimpften zu Ungeimpften in der Altersgruppe ab 60 Jahren bei den Krankenhaus-Covid-Patienten aufgezeigt wird, gerät sie in Erklärungsnot.

Wenig später beschwert sie sich in der Augsburger Zeitung über diese hinterhältige Vorgehensweise. Dies führte dazu, dass sich Markus Lanz dafür entschuldigte, dass er seine Gästin nicht entsprechend instruiert hatte: Was die BILD-Zeitung zwei Tage später als Titel-Schlagzeile bringt: *„45 % der über 60-Jährigen im Krankenhaus sind geimpft"* (bei den über 80-Jährigen sind es 91 %!) und Frau Professorin Brinkmann will nichts gewusst haben!

Anstatt sich nun in Bescheidenheit zu üben (vgl. Drosten und Kekulé, die keine Pandemie der Ungeimpften bestätigen) legt sie noch einen drauf: *„Die Ungeimpften treiben die Pandemie"*!
(t-online am 22.11.21).

Am 24.11.2021 vermeldet t-online:

„Wir dachten, wir waren wirklich vorsichtig" – 20 Leute feiern einen 30. Geburtstag und fünf Tage später sind 10 mit Corona infiziert. Alle waren geimpft oder genesen, und alle waren auch getestet! Einige Partygäste schreiben es der Impfung zu.

Es weht ein deutlich vernehmbarer Hauch von Unseriosität, Desinformation und Panikmache durch die heiligen Hallen der Talkshows.

Die Weltanschauung von Frau Brinkmann und anderen hinlänglich bekannten Meinungsbildnern kann man nur als Starrsinn und egoistische zielgerichtete Propaganda interpretieren. Was bedeutet dies?

In unserer über zweitausend Jahre alten Kulturgeschichte ist erstmals der Fall eingetreten, dass Gesunde wie Aussätzige behandelt werden.

Diese Entgleisung, die zunehmend dahin tendiert, eine Impfpflicht einführen zu wollen, muss nun endlich auf den Müll der Geschichte abgelegt werden!

Wie sagte kürzlich Prof. Kekulé: *„Interessante Studien zeigen, dass die Ansteckungsgefahr bei vorsichtigen Ungeimpften geringer ist als bei denjenigen Geimpften, die glauben, ihnen könne nichts passieren.“*

Ohne mich arrogant auf die Stufe eines Professors aufschwingen zu wollen, darf ich die Sequenz „vorsichtig Ungeimpfte" dadurch ergänzen, dass uns aufgrund eigener Erfahrung und durch gesicherte Literatur ein preiswertes, aber um so mehr wirksames Mittel zur Verfügung steht, die Pandemie zu meistern: <u>Die hochdosierte Einnahme von Vitamin D 3!</u>

Langzeiterfahrungen und Studien hierzu gibt es genug. Um Skeptiker davon zu überzeugen, rege ich nochmals an, bei allen Covid-19-Patienten den Vitamin-D-Status labormäßig zu bestimmen. Dadurch kann sich jeder Skeptiker von dieser alternativen Therapie über-zeugen – wer unter 50 ng/ml aufzeigt, ist für einen schweren Verlauf von Covid-19 prädestiniert – wer über 70 ng/ml vorweisen kann, gerät gar nicht in die Hospitalisierung.

Ich denke, einige Vertreter der starrsinnigen, auf das Impfen fixierte Meinungsbildner zumindest ins Grübeln gebracht zu haben. Um diese Denkanstöße zu untermauern, schlage ich jedem Impf-*befürworter* vor, sich das Blutbild eines Geimpften 24 Stunden nach der Spritze unter dem Mikroskop anzuschauen – jede Laborantin wird hier eine Entgleisung i. S. von Krebserkrankung erkennen. Sollte das noch nicht reichen, empfehle ich dasselbe Procedere nach einer Masern-Impfung o. ä.

Wie auch immer, es kann niemand mehr ruhigen Gewissens behaup-ten, es bestehe ein Zusammenhang zwischen einer hohen Impfquote und einer niedrigen 7-Tage-Inzidenz!

Viele Grüße von der Alb

Bogdan Jonik

P. S. Wegen eines grippalen Infektes konnte ich dieses Statement nicht früher beenden – dafür aber mit neuen, meine Thesen bekräftigenden Infos.

Haben die Verantwortlichen nichts daraus gelernt?

„Geschichte wiederholt sich" – muss sie aber nicht zwangsläufig […]

Warum breite ich dieses Intermezzo rund um Frau Prof. Brinkmann so ausführlich aus?

Zum Jahresende 2021 sehe ich eine Z Ä S U R in der Pandemieentwicklung. Spätestens jetzt wäre es an der Zeit gewesen, diese unselige Impfkampagne zu hinterfragen und nach Alternativen oder Ergänzungen zu suchen. Was macht der neue Gesundheitsminister, Prof. Karl Lauterbach stattdessen?

Er entfacht eine Diskussion und entwirft Pläne zu einer

allgemeinen Impfpflicht

obwohl der Europarat am 02.02.2021 auf Initiative der AfD eine Resolution beschlossen hat mit dem Titel:

„KEIN IMPFZWANG UND KEINE DISKRIMINIERUNG UNGEIMPFTER"

(Dieser Beschluss ist leider nicht bindend […])

Die RNZ Heidelberg bringt am 17.03.2022 einen Artikel mit der Überschrift:

KOMPROMISS ZUR IMPFPFLICHT GESUCHT

Darin lässt der Minister, anscheinend aufgrund der täglichen Provokationen in seiner Position, völlig überarbeitet und nicht aktuell auf dem Laufenden, folgende Floskeln an die Öffentlichkeit:

Mit Blick auf die nach wie vor hohen Infektionsraten fügte er hinzu: *„Die Ungeimpften tragen derzeit die Verantwortung dafür, dass wir nicht weiterkommen."*

Er verwies zudem darauf, dass es im Herbst zu neuen Virusvarianten kommen könne. *„So könne sich Omikron etwa derart verändern, dass es tiefer in die Lunge eindringe und schwere Verläufe verursache"*.

Diesen Unsinn verbreitet er, obwohl Österreich die dort eingeführte Impfpflicht inzwischen ausgesetzt hat und die harmlose Variante Omikron, nicht nur im Ursprungsland Südafrika, keine Schrecken mehr verbreitet!

Hier haben wir wieder einen Kandidaten, diesmal von Haus aus einen Harvard-geschulten Experten, der „auf einem Ohr taub und auf einem Auge blind ist". Bereits am 11.12.2021 schrieb ich an den Gesundheitsminister folgende Mail:

Sehr geehrter Herr Prof. Lauterbach,

die Rhein-Neckar-Zeitung Heidelberg zitiert am 07.12.2021 einen Kommentar des ‚Independent' London:

„Die Erkenntnisse aus Südafrika sind noch nicht eindeutig. Doch scheint es möglich zu sein, dass Omikron zwar leichter übertragbar ist als andere Varianten des Virus und gegen Impfstoffe resistent ist, aber eine mildere Krankheit hervorruft, die eher einer Grippe ähnelt. Die WHO hat die Menschen jedenfalls aufgefordert, nicht in Panik zu geraten".

Ergänzen darf ich diese Empfehlung mit dem Hinweis, dass Omikron zufällig, während eines Krankenhaus-Aufenthaltes von jungen Menschen in Südafrika entdeckt worden ist – die Patienten hatten keinerlei Symptome und mussten auch nicht auf Corona behandelt werden!

Wir haben also hier und heute die historische Chance, innerhalb eines halben Jahres die Pandemie ohne menschliches Zutun beenden zu können – so wie die Natur es vorgesehen hat.

Bevor Sie, Herr Professor, Ihr Amt angetreten haben, machen Sie sogar diese Chance zunichte und verkünden, mit den üblichen Scheuklappen der Pharmalobby in Ihren Entscheidungsmöglichkeiten eingeengt, die Omikron-Variante sofort *„zu Tode boostern zu wollen"*!!!

Haben Sie zwischenzeitlich nichts dazu gelernt?

Trotz großangelegter Impfkampagnen steigen die Infektionen wie auch die Todesfälle, überall:

Belgien über 2.000, Impfquote bei 75 %

Dänemark rund 500, Impfquote bei über 75 %

Frankreich über 300, Impfquote 76 % etc.

Diese Daten lassen nur einen Schluss zu: *„Das Virus lässt sich nicht vollständig wegimpfen!*,

inzwischen treten fast die Hälfte der symptomatischen Infektionen bei Geimpften auf – die Geimpften spielen eine beträchtliche Rolle bei der Ausbreitung des Virus"(Prof. Kräusslich).

Bis heute gibt es weltweit – bitte korrigieren Sie mich – k e i n e n e i n z i g e n Todesfall durch Omikron!

Warum um Himmels Willen wollen Sie gegen Omikron ankämpfen?

Die Datenlage zur neuen Mutante ist dünn. Dennoch – aus schlechtem Gewissen, weil die alten Impfstoffe nicht wirken, wird bereits jetzt Panik geschürt, indem man haarsträubend, ohne Nachweis, eine Infektionsexplosion bei Kindern unterstellt.

Seid ihr von allen guten Geistern verlassen?

Die 7-Tage-Inzidenz in Südafrika liegt bei 157, Indien, das Ursprungsland der angeblich so aggressiven Deltavariante, mit einer Impfquote von unter 30 %, zeigt 4,3 und Gibraltar mit einer Impfquote von 100 % weist 768 Inzidenz auf.

Wo also liegt der Denkfehler der fanatischen Impfbefürworter?

Sind diese nicht die eigentlichen Pandemietreiber?

Prof. Kekulé schreibt:

„Interessante Studien zeigen, dass die Ansteckungsgefahr bei vorsichtigen Ungeimpften geringer ist als bei denjenigen Geimpften, die glauben, ihnen könne nichts passieren".

Dabei ist der Einsatz von Vitamin D 3 noch gar nicht gewürdigt worden!

Wie jedes Jahr fahren wir auch heuer zu Weihnachten nach Polen, zu unserem Opa, 93 Jahre alt. Bislang gibt es dort keine 2G-, 3G- oder ähnliche Verordnungen. Auch Ungeimpfte können, bis zu einer Quote von 30 %, überall hin gehen (Restaurant, Weihnachtsmarkt etc.). Und das bei ähnlichen Infektionszahlen wie hier, aber bei einer Impfquote von knapp über 50 %.

Wenn wir Mitte Januar 2022 nach Deutschland zurückkehren, werde ich Ihre „weiteren Bemühungen" noch kritischer bewerten und die diskutierte allgemeine Impfpflicht juristisch angehen – schließlich ist sogar Ihnen unklar, mit welcher Begründung und mit welchen Impfstoffen ein solch massiver Eingriff in die Menschenrechte medizinisch wie auch politisch begründet werden soll.

Wenn Sie zwischenzeitlich sinnvolle Maßnahmen gegen die weitere Ausbreitung der Pandemie unternehmen wollen, empfehle ich Ihnen, die Zulassungsstandards der allgegenwärtigen Schnelltest bei der BFarm[1] zu verbessern. Wie ‚Monitor' diese Woche aufzeigte,

---

[1] Das Bundesinstitut für Arzneimittel und Medizinprodukte, abgekürzt: BfArM, ist eine organisatorisch selbständige Bundesoberbehörde mit Sitz in der Bundesstadt Bonn. In rechtlicher Hinsicht ist das BfArM jedoch eine unselbständige – also nicht rechtsfähige – Einrichtung des Bundes. Das Institut ist im Geschäftsbereich des Bundesministeriums für Gesundheit tätig und beschäftigt rund 1350 Mitarbeiter, darunter Mediziner, Pharmazeuten, Chemiker, Biologen, Juristen sowie technisches Personal.
https://de.wikipedia.org/wiki/Bundesinstitut_für_Arzneimittel_und_Medizinprodukte

währen sich viele, vor allem auch geimpfte Getestete, in einer trügerischen Sicherheit, weil 2/3 aller Schnelltests, nur bei sehr hoher Viruslast ein positives Ergebnis zeigen!

Viele Grüße von der Alb
Bogdan Jonik

Meine Kritik an solch volksverdummenden Äußerungen des ranghöchsten Ministers während der Pandemie muss ich mit folgenden Fakten zementieren.

Die britische Regierung veröffentlicht im **Mai 2021** eine Studie:

„Der Wiederanstieg sowohl bei den Krankenhauseinweisungen als auch bei den Todesfällen wird von denjenigen dominiert, die zwei Dosen des Impfstoffes erhalten haben und etwa 60 bzw. 70 % der Welle ausmachen. Dies kann auf die hohe Durchimpfungsrate in den am stärksten gefährdeten Altersgruppen zurückgeführt werden, sodass Impfversager für mehr schwere Erkrankungen verantwortlich sind als nicht geimpfte Personen."

Diese Erfahrungen der britischen Gesundheitsbehörden decken sich mit den Meldungen an das **amerikanische** Vaccine Adverse Event Reporting System (VAERS), Stand: 12.Oktober 2021:

Todesfälle, die nach Impfungen im Jahr 2020 und 2021 an VAERS gemeldet wurden

	2020	**2021**
Covid-19-Impfung	**19**	**16.291**
Alle anderen Impfungen	404	307
Gesamt:	423	16.598

„Wenn man bedenkt, dass die meisten Impfzwischenfälle nicht berichtet werden, wird klar, dass die Gefährlichkeit dieser Impfstoffe

längst zweifelsfrei feststeht, und dass die einzig mögliche Konsequenz die Aussetzung der Impfung ist [...]"

Zur Erinnerung – wir befinden uns im Jahr **2021**!

Fast 30 Jahre lang war ich als Arzneimittelberater in der Allopathie, überwiegend aber in der Naturheilkunde, im Auftrag diverser Firmen unterwegs. Hätte ich solch brisante Infos verschwiegen oder aus Unkenntnis nicht vorgebracht, hätte dies der Kollege bzw. die Kollegin von der Konkurrenz-Firma erledigt, d. h. der entsprechende Therapeut hätte mich beim nächsten Besuch nicht empfangen, respektive wegen Inkompetenz weitere Besuche abgeblockt.

Während der unsäglichen Corona-Pandemie herrschen aufgrund der Vorgaben der Impfstoffhersteller aber andere Regeln: Kaum einer der Insider wagt es, seine Kollegen/Kolleginnen zu kritisieren bzw. aufzuklären.

Darin sehe ich den Grund für die völlig entgleiste Bekämpfung der Pandemie!

Mitläufer, oder soll ich sagen, willenlose Knechte der Vorgaben durch die allgegenwärtige Präsenz der Meinungsbildner, gibt es zuhauf. Auf die Spitze getrieben hat es der Chefredakteur von t-online, Florian Harms. In seinem Beitrag vom 08.11.2021 „schießt er ein so prägnantes Eigentor", dass ich seine Kernaussage aus Band 1 meines Buches „Tarnkappenjäger" wiederholen muss, um nachfolgenden Generationen den Schweregrad der seinerzeitigen Impfpropaganda deutlich zu machen:

EINE BRUTALE WAHRHEIT

[...] „Jetzt wird es hart!

Man mag das eigentlich gar nicht mehr schreiben und am liebsten auch gar nicht mehr denken: Die Lage an der Corona-Front ist wieder verheerend. Seit 20 Monaten plagen wir uns mit diesem Mist herum, wir haben Geduld bewiesen, Verzicht geübt, Ängste aus-

gestanden, politisches Chaos erduldet, uns über die Impfungen gefreut, auf das baldige Ende der der Pandemie gehofft – und nun schlittern wir schon wieder ins Elend hinein. Die meisten Menschen sind geimpft, tragen Maske, verhalten sich umsichtig, **doch der Starrsinn einer Minderheit von Impfverweigerern und die Trägheit der Impfkommission bei der Zulassung der Vakzine für Kinder stürzen die gesamte Bevölkerung erneut in eine Notlage.** *Wir sind wieder da, wo wir vor einem Jahr schon einmal waren."* (Anm.: Die Pflege-Leistenden resignieren oder werden nicht adäquat honoriert).

„ […] Wir laufen geradewegs in das Drama der vierten Welle hinein, und die gesamte Gesellschaft trägt eine Mitschuld daran. Wir haben monatelang darüber diskutiert, welche Corona-Regeln in Restaurants gelten sollen und welcher Impfstoff vielleicht ein kleines bisschen besser wirkt als andere, aber wir haben das Wichtigste im Kampf gegen das Virus aus den Augen verloren, ein stabiles Gesundheitssystem, das dem Ansturm einer Jahrhundertseuche gewachsen ist.

Wenn nachfolgende Generationen auf die Jahre 2020/21 zurückschauen, werden sie über so viel kollektive Inkompetenz und so viel brutale Ignoranz staunen".

Wow!

DIESER SATZ WIRD, DEM URHEBER ZU LASTEN, ALS PARADE-BEISPIEL FÜR DIE MANIPULATION EINES GANZEN VOLKES, EINGANG FINDEN IN DIE ANNALEN DER DEUTSCHEN MEDIZIN-GESCHICHTE!

Der Chefredakteur dieses wichtigsten Portals im Internet, welches die Bevölkerung über die aktuelle Entwicklung auf dem Laufenden hält, hat gute Arbeit geleistet, soweit er den Zustand in den Krankenhäusern kritisiert.

Aber auch in diesem Kommentar schimmert diese unbedingte Obrigkeitshörigkeit durch, diese blind übernommene Naivität, dass nur durch die Impfungen die Pandemie in den Griff zu bekommen ist.

Leider haben wir auch hier wieder einen dieser Meinungsbildner, der das Grundkonzept der Corona-Bekämpfung – **impfen, impfen, impfen** – unkritisch übernimmt, sogar für Kinder, und dadurch keinen Beitrag zu leisten vermag in Richtung Beendigung der Pandemie.

Nicht alle Bundesbürger schauen aber derart devot und kritiklos auf die vorgegebenen Maßnahmen zur Bekämpfung der Pandemie. Hier zeige ich den Leser*innen einen Ausschnitt aus den Leserbriefen der RNZ vom 21.08.2021:

Corona

RNZ-Heidelberg 21.8.21

Verfälscht

Zu: „Geimpfte haben wieder mehr Freiheiten", RNZ v. 16.8.

In der neuen Corona-Verordnung in Baden-Württemberg wird nun zwischen Immunisierten (Geimpften) und Nicht-immunisierten (Nichtgeimpften) unterschieden. Wieder wird die Bedeutung eines Begriffs, in diesem Fall der Begriff immun, ähnlich wie der der Pandemie, verbrämt und verfälscht, was der Lüge gleichkommt. Menschen werden zur Impfung verführt durch vielerlei Verlockung und Verharmlosung. Es werden Anreizmechanismen geschaffen wie z.B. die Bratwurst. Und es gibt tatsächlich Menschen, die ihr Recht auf körperliche Unversehrtheit über die Bratwurst hinweg, eintauschen in Rechte, die ihnen schon gehören.

Karl-Heinz ███████ Buchen-Götzingen

Corona

Erinnert an Galileo

Zu: „Impfung für Jugendliche empfohlen", RNZ v. 17.8.

Als man Galileo Galilei die Folterinstrumente zeigte, ging er noch einmal seine Aufzeichnungen durch und erkannte, dass die Erde doch eine Scheibe wäre, die von der Sonne umkreist wird. Der gemurmelte Satz: „Und sie dreht sich doch!" erlangte Weltruhm. Was mögen die Stiko-Verantwortlichen gemurmelt haben?

Jochen ███ Walldorf

Corona

Mehr Dissens wagen

Zum Kommentar von Jens Schmitz „Enorme Aufgabe", RNZ v. 16.8.

Immunisierte und Nicht-Immunisierte haben nicht mehr oder weniger Rechte. Beide Gruppen haben die gleichen Rechte. Die Immunisierten zeigen beim Friseurbesuch ihren Impfpass vor, die Nicht-Immunisierten ihr Testergebnis oder ein sonstiges ärztliches Attest. Darin kann ich kein mehr oder weniger an Rechten erkennen. Ebenso wenig kann ich erkennen, dass der Staat uns unsere Freiheit wieder zurückgibt. Freiheit kann eingeschränkt werden, aber niemals genommen werden, was logischerweise Voraussetzung für eine Rückgabe wäre. So viel Macht hat die Regierung nicht.

Wir sollten mehr Realismus wagen! Die Pandemie ist kein Krieg, das Virus kein Feind und die Regierung keine Diktatur. Und Einigkeit bedeutet nicht Gleichschritt in Gedanken, Worten und Werken. Wir müssen auch mehr Dissens in der politischen Auseinandersetzung wagen.

Michael ███████ Heidelberg

Kapitel 2
Die drei Säulen zur Bekämpfung der Pandemie

Die geneigten Leser*innen haben wohl erkannt, dass ich eine besondere Vorliebe habe für die ausreichende Versorgung mit Vitamin D. Diese Obsession gründet sich auf nachvollziehbaren Fakten:

Bereits Anfang 2020 empfahl mir ein Freund das Buch von Dr. med. Raimund von Helden:

„GESUND IN SIEBEN TAGEN"–Erfolge mit der Vitamin-D-Therapie

Bis dato war ich kein Anhänger von sog. Nahrungsergänzungsmitteln. Erst ein 2-wöchiger Krankenhausaufenthalt aufgrund exzessiven Genusses von Alkohol und Nikotin, begleitet von Corona-typischen Beschwerden, ließen mich aufhorchen und reagieren. Seit Ostern 2020 nehme ich regelmäßig Vitamin D ein und überstand die vier Corona-Wellen fast unbeschadet – anders meine Frau, die ohne Vitamin D mit heftigen langwierigen Hustenattacken zu kämpfen hatte.

So wie Dr. von Helden hat auch der Neurologe Prof. Cicero G. Coimbra seit 2002 die Ultrahochdosen-Gabe als begleitende Therapie von Autoimmunerkrankungen weiterentwickelt und über 5.000 Patienten behandelt. In über 90 % der Fälle wurden zumindest Verbesserungen der Symptome erreicht.

Interessierte können das „COIMBRA-PROTOKOLL" im Netz nachlesen.

Wenn Vitamin D, nicht nur innerhalb der Krebsbehandlung, jährlich ca. 30.000 Todesfälle (aus insgesamt über 200.000) verhindern kann und sogar bei Multipler Sklerose, die schulmedizinisch kaum zu kontrollieren ist, signifikante Erfolge zeitigt – um wie viel effektiver ist dann der hochdosierte Einsatz von Vitamin D bei solch „banalen" Viruserkrankungen wie Covid-19 – prophylaktisch wie auch therapeutisch?

Das RKI warnt auf seiner Homepage explizit vor einer Überdosierung mit Vitamin D, weil schwere Nebenwirkungen – **Vergiftungen** bis hin zu **Todesfällen** – möglich seien!

Basierend auf diesem Irrglauben – **kein Erwachsener ist bis heute an der Überdosierung mit Vitamin D verstorben** – sieht sich die Arzneimittelkommission der deutschen Ärzteschaft verpflichtet, gegen die Überdosierung anzukämpfen und Negativmeldungen hierzu zu sammeln:

Veröffentlichung am 12.10.2023:

VITAMIN D3-ÜBERDOSIERUNG NACH ANWENDUNG EXZESSIVER DOSEN IM RAHMEN DES COIMBRA-PROTOKOLLS

„Der Arzneimittelkommission der deutschen Ärzteschaft[2] wurde erneut ein Fall einer Vitamin-D3-Überdosierung nach Anwendung einer exzessiven Dosierung gemeldet. Ein 65-jähriger Patient hatte über ein halbes Jahr 60.000 IE Vitamin D3 pro Tag zur

---

[2] Als ständiger Sachverständigen-Ausschuss der ABDA beschäftigt sich die AMK hauptsächlich mit Fragen der Sicherheit von Arzneimitteln (Pharmakovigilanz) und nimmt für die Apothekerschaft vor allem die Aufgaben wahr, die im AMG in § 53 (Anhörung von Sachverständigen) und in den §§ 62/63 (Pharmakovigilanz, Stufenplan) festgelegt sind. In der „Allgemeinen Verwaltungsvorschrift zur Beobachtung, Sammlung und Auswertung von Arzneimittelrisiken" (Stufenplan) nach § 63 AMG[7] sind die Maßnahmen nach Gefahrenstufen und die Zusammenarbeit der zuständigen Behörden und weiterer beteiligter Stellen, darunter auch der AMK, geregelt.
Die AMK bearbeitet außerdem fachspezifische, medizinisch-pharmakologische bzw. toxikologische Themen aus dem Bereich der Pharmakotherapie. Für ausgewählte Fragestellungen zu Arzneimittelrisiken und arzneimittelbezogenen Problemen steht der AMK ein Netzwerk von Referenzapotheken zur Seite. Die AMK bittet die Referenzapotheken per Umfrage um Auskunft zu Themen der Pharmakovigilanz und Arzneimitteltherapiesicherheit. (Definition Wikipedia)
Weitere Informationen siehe auch: https://www.akdae.de

Behandlung einer Multiplen Sklerose eingenommen und dann ein akutes Nierenversagen bei Hyperkalzämie[3] entwickelt [...]

Verschiedene andere Ursachen wurden ausgeschlossen. Als Begleiterkrankung bestand eine arterielle Hypertonie, die mit Candesartan behandelt wurde. ***Nach Absetzen von Vitamin D3 und entsprechender Behandlung erholte sich der Patient vollständig.***"

Hier ist es wieder – das Gespenst aus der Naturheilkunde, das der Schulmedizin Hilfestellungen geben will bei nicht beherrschbaren Krankheiten, was aber als ein Angriff auf die Integrität der „Götter in Weiß" empfunden wird und deshalb prinzipiell bekämpft werden muss!

Wird hier nicht mit zweierlei Maß gemessen?

Wenn innerhalb der Naturheilkunde ein bewährter Pflanzenextrakt, z. B. Huflattich oder Beinwell, innerhalb von 10 oder 20 Jahren mit gutem Erfolg eingesetzt, vermeintlich **einen** Todesfall bewirkt, wird diese Substanz sofort verboten!

Wird aber bei Ausbruch einer weltweiten Pandemie,innerhalb von weniger als einem Jahr ein Impfstoff entwickelt, der die vorgeschriebenen 3-Phasen-Prüfungen nach der ersten Phase überspringt, neuerdings sogar auf Tierversuche verzichten darf und somit **weltweit millionenfach gesunde Bürger als Versuchskaninchen missbraucht, um Milliarden-Umsätze zu generieren, und dabei zig-Tausende junge, oft sportlich aktive Menschen ohne Vorerkrankungen, dem Tode weiht** – dann schweigt nicht nur die Arzneimittel-Kommission der deutschen Ärzteschaft, sondern fast alle Experten, die das Impfgeschehen eher aus der Ferne als nicht betroffene Zaungäste betrachten, um keinen Imageverlust zu erleiden.

---

[3] Hyperkalzämie (auch Hypercalcämie) bezeichnet eine Störung des Calcium- und Phosphathaushalts, bei der ein erhöhter Calcium-Spiegel im Blutserum besteht. (https://de.wikipedia.org/wiki/Hyperkalzämie)

Was für ein Elend!

Und was ist mit den „Geschädigten" bei der Therapie anlässlich des Coimbra-Protokolls?

*„Erneut wurde wieder **ein Fall** von Überdosierung mit Vitamin D3 gemeldet"*.

Wie viele derartige Fälle wurden dem Arzneimittelkommission der deutschen Ärzteschaft **seit 2002** gemeldet? Einer, zwei, fünf oder zehn?

Wie wir sehen, ist auch in dieser Ärztevereinigung die Objektivität verloren gegangen.

Zurück zur **ersten** „Säule" zur Bekämpfung der Pandemie.

Recht frühzeitig hat eine Gruppe von Schweizer Ärzten unter dem Namen

SWISS SOCIETY FOR ANTI AGING MEDICINE AND PREVENTION –

SSAAMP

erkannt, dass die Pandemie durch die unzureichend geprüften und wenig wirksamen Impfstoffe (vgl. Anstieg aller Infektionen und Todesfälle nach Beginn der Impfungen) nicht unter Kontrolle zu bringen ist. Wie auch immer haben diese Ärzte festgestellt, dass es ein preiswertes, durch unzählige Studien erprobtes Mittel gibt, um die Pandemie zu beherrschen.

Interessierte können die Schrift „Dringender Appell von Schweizer Ärzten", veröffentlicht bereits am 02.02.2021, im Internet nachlesen!

Weil auch dieser Appell für eine sinnvolle, wirksame Alternative zu den schädlichen Impfungen in Deutschland keine Resonanz ausgelöst hat, sah ich mich gezwungen, selbst aktiv zu werden. Schriftlich habe ich das RKI – mit Fristsetzung – aufgefordert, den Warnhinweis bezüglich Vitamin D zu überarbeiten:

Bogdan Jonik   72461 Albstadt, den 09.03.2022
Buchtalstraße 64

Robert -Koch-Institut
Nordufer 20
13353 Berlin

Weitere Fehlinformationen

Sehr geehrte Damen und Herren,

abermals erscheint eine interessante, in ihrer Tragweite von noch nicht abschätzbarer Relevanz zu bewertende Studie, diesmal aus Israel, welche die segensreiche Wirkung einer Vitamin-D-Therapie in Bezug auf Prophylaxe und Schweregrad einer Covid-19-Infektion aufdeckt!

Zum wiederholten Mal ist sofort eine deutsche, als seriös anerkannte Institution zur Stelle, um die für das Volkswohl positiven Ergebnisse der Studienführer zu relativieren, zu diskreditieren und zu negieren!

Was mich an der Stellungnahme des RKI zu dieser israelischen Studie so empört, ist die Aussage, am Schluss des t-online-Berichtes, wonach eine Vitamin-D-Therapie schwerwiegende Nebenwirkungen haben soll:

„Vorsicht: Eine Überdosierung mit Vitamin-D-Präparaten kann zu einer Vergiftung führen.

Das RKI warnt: Bei einer übermäßig hohen Einnahme dieses Vitamins entstehen im Körper erhöhte Kalziumspiegel, die akut zu Übelkeit, Appetitlosigkeit, Bauchkrämpfen, Erbrechen, oder in schweren Fällen zu Nierenschädigungen, Herzrhythmusstörungen, Bewusstlosigkeit und Tod führen Können"!!!

Offensichtlich hat einer der Sachbearbeiter beim RKI die Weisung, eine möglichst negative Rezension zu dieser israelischen Studie zu schreiben, vereinfacht, indem er irgendeinen Beipackzettel von irgendeinem allopathischen Präparat hervorzog und angepasst wiedergab!

Zu bemängeln an dieser Arbeitsweise ist die Tatsache, dass nebenwirkungsstarke, täglich millionenfach verschriebene Arzneimittel, ohne besondere Vorsichtsmaßnahmen der Therapeuten, allgemein und kritiklos als akzeptabel hingenommen werden – obwohl nach vorsichtigen Schätzungen jährlich über 30.000 Patienten an den Folgen von falsch verordneten Medikamenten bzw. an deren Nebenwirkungen sterben, fast doppelt so viele sind Opfer von Behandlungsfehlern (Vgl. meine Autobiographie).

Nur wenn ein Naturheilmittel, das nicht einmal verschreibungspflichtig ist, nebenwirkungsfrei sich in das „Jagdrevier" der „Herrscher in Weiß" einmischt, sollen alle Alarmglocken läuten, weil offensichtlich die vorherrschende Pharmalobby einen Teil ihrer Felle davonschwimmen sieht! Welch ein Frevel an der Volksgesundheit!

Diese, allen zugängliche Studie aus Israel, am 04.03.2022 auf t-online veröffentlicht, ist in vielerlei Hinsicht hoch brisant:

1) Meines Wissens nach wird erstmals in einer Studie zu Vitamin D konkret definiert, in welchen Prozentsätzen sich die Schutzwirkung dieser naturheilkundlichen Therapie ausdrücken lässt:

    a) Wahrscheinlichkeit eines schweren Verlaufs bei Vitamin D-Mangel etwa 14-mal höher

    b) Die Sterblichkeitsrate bei ausreichend hohem Vitamin D-Spiegel lag bei 2 %, innerhalb „unterversorgter" Patienten bei über 25 %

2) Diese israelische Studie kommt zu einem denkbar schlechten Zeitpunkt – aus der Sicht der Impfbefürworter und Impfstoffhersteller:

a) zum einen ist in den nächsten Wochen, d. h. im Frühling und Sommer, ein Abflauen der ohnehin harmlosen Omikronwelle zu rechnen, also mit einem Pandemie-Ende! (Cave: Anheizen der Virusaktivität durch vermehrtes Boostern mit einem Impfstoff der ersten Generation und Weitertragen bis in den Sommer).

b) Die vielbeschworene Impfkampagne hat bislang nicht den erwünschten Erfolg gebracht i. S. von Erhöhung der Impfquote auf über 90 % (Cave: Die unerwünschten Reaktionen wie gegenseitiges Anstecken von Geimpften untereinander, m e h r f a c h, wie auch gegenüber den Ungeimpften durch die Impfungen!) Die Impfbereitschaft lässt, trotz Einführung eines neuen Totimpfstoffes, weiter nach! Dies ist leicht nachvoll-ziehbar – wird doch jeder durchschnittlich begabte Bundes-bürger erkennen, dass ein Impfschutz von nicht mal drei Monaten die Pandemie nicht beseitigen kann!

3) Die Warnung des RKI bezüglich schwerer Nebenwirkungen einer Therapie mit hochdosiertem Vitamin D (**Vergiftung, Tod**) sind unbe-gründet und praxisfremd. Hier handelt es sich um reine Vermutungen (Propaganda?), um eine pauschale, laienhafte Vereinfachung eines komplexen Themas auf der Basis von theoretischem Akademiker-Ausbildungs-Wissen. Wenn der Autor der beschriebenen Neben-wirkungen von Über-Dosierung spricht, dann muss er diesen Aspekt k l a r u n d e i n d e u t i g definieren – ansonsten macht er sich s t r a f b a r !

Um dem RKI eine „Hilfestellung" zu gewähren, biete ich als Anhang eine Kopie aus dem Buch von Dr. med. Raimund von Helden. Den Verantwortlichen sei angeraten, das Buch in Gänze zu lesen!

Was rückt die Warnung des RKI bezüglich der Nebenwirkungen einer Vitamin D-Therapie in den Bereich des Strafgesetzbuches?

1) Der durchschnittlich begabte Leser, der bereits einen natürlichen Schutz vor Corona und anderen Unpässlichkeiten aufgebaut hat –

aber auch der mündige Bürger, der aufgrund der vielen positiven Erfahrungsberichte zu Vitamin D letztlich durch diese israelische Studie sich optimal vor Covid-19 schützen will – beide werden durch die brachiale Warnung des RKI aufgeschreckt und verunsichert:

Viele werden sich vermutlich durch diese Warnungen von der bisherigen, naturheilkundlichen Prophylaxe abwenden, die Willigen werden sich entsetzt zurückziehen!

Wenn ich von „vielen" rede, dann meine ich Tausende!

2) Das Deutsche Krebsforschungszentrum Heidelberg (DKFZ) hat für den Bereich Krebs eine konkrete Zahl genannt: 30.000 Krebstodesfälle ließen sich durch die Einnahme von Vitamin D jährlich verhindern!

Für mich als Ex-Pharma-Referent sind diese neuesten Erkenntnisse exorbitant interessant:

Zum einen wurden mehrere große klinische Studien, mit mehreren Zehntausend Teilnehmern aus einem Zeitraum von über 50 Jahren ausgewertet.

Zum anderen lag die Tagesdosis der Studienteilnehmer an Vitamin D zwischen 400 und 2.000 Einheiten!

Ohne der Gegendarstellung des RKI vorgreifen zu wollen, darf ich unterstellen, dass eine Dosis im Bereich des Doppelten der recherchierten Mengen nicht als Überdosierung interpretiert werden kann – welche Erfolge hätten sich bei doppelt so hohen Tagesgaben offenbart?

Noch in den siebziger Jahren erhielt jedes Neugeborene eine Dosis im Bereich von 200.000 Einheiten (bezogen auf das Körpergewicht).

Dr. von Helden empfiehlt bei entsprechenden Diagnosen eine Anschubdosis von 100.000 Einheiten.

Einer meiner Bekannten mit 3 Stents, nimmt wöchentlich auf Anraten seines Arztes 20.000 Einheiten. Mein Freund, der mich trotz langem Zögern wegen der Exzesse in den USA, nicht nur zu den Opioiden, sondern den Nahrungsergänzungsmitteln pauschal, von Vitamin D überzeugen konnte, nimmt 10.000 Einheiten täglich. Eine Zufallsbekanntschaft (Dr. der Philosophie) nimmt 8.000 Einheiten täglich.

Als ich erfuhr, dass ich diesbezüglich nicht mehr aktuell informiert war, schloss ich mich, letztlich wegen Corona, dieser Therapieform an, auch mit 8.000 Einheiten.

Ich darf Ihnen versichern, dass von den genannten bisher k e i n e r mit Covid-19 belastet war. Was als „Nebenwirkung" bei fast allen auffiel, war eine subjektive Verbesserung des allgemeinen Energiestatus'. Damit bestätigen sich auch die Erfahrungen von Dr. von Helden, und zwar unter Praxisbedingungen!

3) Jeder, der sich mit dem Problem Vitamin D befasst hat, d. h. mit der fast weltweit nachweisbaren Unterversorgung, weiß, dass dunkelhäutige, übergewichtige (Diabetes!) wie auch einseitiger Ernährung unterliegende Zeitgenossen, aber auch südländische Rentner, die, nach Aufgabe der Feldarbeiten ihren Körper jahrelang nicht mehr genügend der Sonne aussetzen (Kopftuch, Sonnenhut) einen viel zu niedrigen Vitamin D-Spiegel aufweisen und zu den Hauptleittragenden der Pandemie geworden sind (vgl. Bilder aus New York oder Bergamo).

Diese Fakten sind auch dem RKI bekannt. Wenn das RKI wider besseren Wissens „befehlsartige" Warnungen als Kommentar zu einer dem Volkswohl dienenden Studie exponiert, dann sprechen Juristen im Strafrecht von V o r s a t z!

Aufgrund der Sach- und Rechtslage fordere ich das RKI deshalb ultimativ auf,

bis zum 25.03.2022

eine Gegendarstellung auf t-online-Nachrichten zu veröffentlichen.

Natürlich darf ich nicht davon ausgehen, dass sich das RKI meiner Argumentation anschließt und, unter Hinweis auf den Zeitungsbericht des DKFZ, die faszinierenden, lebensrettenden Eigenschaften des Vitamin D hervorhebt, auch nicht als Alternative zu Impfungen.

Die Korrektur innerhalb der Gegendarstellung muss aber sprachlich, sachlich und medizinisch so formuliert sein, dass sich jeder interessierte Bundesbürger ohne falsche Angst seine eigene Meinung bilden kann (wann geht man von einer Überdosierung aus?, wann kommt es zu Vergiftungen?, wie ist die letale Dosis etc.)

In einem Punkt muss ich den Autoren des t-online-Berichtes Recht geben: Die Vitamin D-Therapie muss endlich Eingang in die Arbeitswelt der Ärzte finden und auch ärztlich überwacht werden. In diesem Fall wäre die Warnung am Ende des t-online-Berichtes durch das RKI ohnehin hinfällig!

Sollte das RKI meiner Fristsetzung nicht nachkommen werde ich beim Generalbundesanwalt Strafanzeige wegen fahrlässiger Körperverletzung, Verstoß gegen den ärztlichen Amtseid und Nötigung stellen.

Wie weit sich der Einfluss der Lobbyisten und die sich darauf stützende, ungenügende Informationspflicht seitens der hiesigen offiziellen, medizinisch maßgebenden Wortführer bislang weiterentwickelt hat, zeigt ein Zeitungsbericht der Heidelberger Zeitung aus Südafrika. Demnach ist sogar unser Gesundheitsminister durch unbewiesene Aussagen ohne belastbare Datenlage durch die irreführende Einschätzung der Omikronwelle, in die Grauzone des Rechts abgedriftet.

Mit freundlichen Grüßen

Bogdan Jonik

Erwartungsgemäß erhielt ich keine Antwort vom RKI. Deshalb erstattete ich am 31.03.2022 Strafanzeige gegen das RKI wegen Nötigung, fahrlässiger Körperverletzung und Verstoß gegen den ärztlichen Amtseid!

Bogdan Jonik   72461 Albstadt, den 31.03.2022
Buchtalstraße 64

Generalbundesanwalt beim BGH
Dr. Peter Frank, GBA
Brauerstraße 30
76135 Karlsruhe

Strafanzeige und Strafantrag

Sehr geehrter Herr Dr. Frank,

aufgrund der Ihnen per Gesetz und Verfassung übertragenen Zuständigkeit erstatte ich hiermit

Strafanzeige

und stelle

Strafantrag

gegen das Robert Koch-Institut, vertreten durch Prof. Dr. Lothar H. Wieler, über die Adresse

Robert Koch-Institut
Nordufer 20
13353 Berlin ,

wegen

Nötigung, fahrlässiger Körperverletzung und
Verstoß gegen den ärztlichen Amtseid
(Eid des Hippokrates).

Das Robert Koch-Institut bzw. dessen Weisungsbeauftragter hat unter Vorsatz, d. h. wider besseren Wissens, neueste Erkenntnisse in Bezug auf Prophylaxe und Therapie der Covid-19-Patienten, als nicht hilfreich, sondern sogar als gefährlich, dargestellt. Daraus ergibt sich als Konsequenz, dass viele Tausende Corona-Patienten nicht die aktuell verfügbare Therapie bzw. Prophylaxe erhalten, um die seit über zwei Jahren grassierende Corona-Pandemie ihrem biologisch-natürlichen Ende zuführen zu können. Wohlwissend, dass der Eid des Hippokrates unmittelbar juristisch nicht zwingend ist, gilt der ethisch-moralisch verpflichtende Inhalt obiger jahrtausendlanger Philosophie bis heute. Dies findet seinen Niederschlag in der Berufsordnung der Ärzte sowie in der Genfer Deklaration des Ärztebundes! Auslöser für diese Strafanzeige ist die Reaktion des RKI auf die Veröffentlichung einer Studie aus Israel am 04.03.2022 auf t-online mit der Überschrift: *„Führt Vitamin-D-Mangel zu schweren Krankheitsverläufen?"* Die Ergebnisse dieser Studie sind bemerkenswert: Die Wahrscheinlichkeit für einen schweren Verlauf war bei Vitamin D-Mangel 14-mal höher als bei Patienten, die gut mit diesem Biostoff versorgt waren!

Die Sterblichkeitsrate bei Letzteren lag bei nur 2 % – bei Patienten mit zu niedrigem Vitamin D-Spiegel waren es über 25 %! Doch die Autoren weisen auf das „Manko" hin:

Ein Vitamin-D-Mangel könne *„ein Hinweis auf eine Vielzahl chronischer Gesundheitszustände oder Verhaltensfaktoren sein, die gleichzeitig die Schwere der Covid-19-Erkrankung und das Sicherheitsrisiko erhöhen"*! Soll das die Einschränkung, d. h. die Relativierung obiger Studienergebnisse, beweisen? Umgekehrt wird ein Schuh daraus! Über obiges „Manko" hat Dr. von Helden bereits 2011 ein Buch geschrieben, mit der Kernaussage, dass etwa 95 % seiner Problempatienten beim Vitamin-D-Status schlechte Werte unter 30 ng/ml hatten (die er jedoch nach entsprechender Therapie mit einer zufriedenstellenden Gesundheitslage entlassen konnte). ***„Kritisch wird es im Winter. Auch wer mit einem hohen Vitamin-D-Spiegel*** *in den Herbst geht, hat ohne Zufuhr und UVB-Bestrahlung zum Ende des Winters die Grenze von 30 ng/ml unterschritten. Die meisten liegen weit darunter. [...] Vitamin-D-Mangel als Ursache vieler Erkrankungen ist bei der Mehrzahl der Ärzte derzeit noch unbekannt"*! Vereinfacht ausgedrückt heißt das, dass die meisten Bundesbürger (aber auch die meisten Personen weltweit), ca. 60 %, nicht nur im Winter, einen zu niedrigen Vitamin-D-Spiegel aufweisen. Eine Supplementation würde viele Probleme, nicht nur die von Corona ans Licht gebrachten, bereinigen.

Diese Erkenntnisse sind nicht neu, d. h. alle medizinisch tätigen Hauptamtlichen wissen um diese Problematik.

Im Februar 2017 erschien in der Apothekerzeitung folgender Beitrag:

Vitamin-D-Mangel:

Zwei Drittel der Kinder und Jugendlichen betroffen

Darin heißt es, *„neben dem Einwirken auf das Knochenwachstum und die Kalkdichte im Knochen spielt Vitamin D offenbar auch eine wichtige Rolle bei der körpereigenen Insulinproduktion und der Insulin-Empfindlichkeit der Zellen. Darüber hinaus beeinflusst es das Immunsystem. [...] Kinder und Jugendliche in Deutschland gelten aufgrund ihres wachstumsbedingten vermehrten Vitamin-D-Bedarfs ohnehin als Risikogruppen für Vitamin-D-Mangel. Bei ausgeprägtem Vitamin-D-Mangel bestehe daher auch ein vierfach erhöhtes Diabetes-Typ-1-Risiko."*

„Schätzungsweise über 62 % der Kinder und Jugendlichen in Deutschland haben zu geringe Vitamin-D-Spiegel. Das Vitamin nimmt der Körper nur zu etwa 10 % mit der Nahrung auf (z. B. über fetten Fisch, wie Lachs oder Hering). Etwa 90 % des Bedarfs muss der Körper selbst mithilfe von Sonnenstrahlen (UVB-Strahlen) in der Haut produzieren. [...] Bei unzureichender Sonnenlichtexposition wird ab dem 2. Lebensjahr bei der derzeit üblichen Ernährung für die Dauer des gesamten Kindes- und Jugendalters eine zusätzliche

tägliche Zufuhr von 400 IE/Tag Vitamin D in Form von Supplementen angeraten" […] Aufgrund meiner bisherigen Ausführungen, unter Verweis auf die Erkenntnisse von Dr. von Helden, wird jedem aufmerksamen Leser sofort klar, dass eine Substitution von unter 1 000 I.E. an Vitamin D relativ wirkungslos ist – die Apotheker wollten offensichtlich die diesbezüglich unzureichend informierten Ärzten nicht bloßstellen. Insoweit ist auch die Aussage in der Israel-Studie, *„ob also der Vitamin-D-Mangel ursächlich für die Krankheitsschwere war, kann so nicht geklärt werden. Dass diese Menschen schwerer erkranken als andere, liegt vermutlich nicht am Vitamin-D-Status, sondern an dem zugrundeliegenden erhöhten Gesundheitsrisiko"*, entlarvend! Auch wenn es als Besserwisserei definiert werden könnte – die zitierten Aussagen bestätigen nur die Notwendigkeit des Einsatzes von Vitamin-D3, auch außerhalb Corona! Insoweit bestehen keinerlei Einschränkungen in Bezug auf eine sinnvolle Vitamin-D-Ergänzung. Enttäuscht bin ich von der DGE – offensichtlich will auch die Gesellschaft für Ernährung den Meinungsbildnern (Impfpropagandisten) nicht in die Parade fahren und zieht sich aus der Affäre mit dem Hinweis, *„dass Interventionsstudien zur Beurteilung (der Schutzwirkung von Vitamin D) nötig wären"*. Sind weitere Studien notwendig? Bereits am 29.06.2020 hat Prof. Biesalski von der Uni Hohenheim in seiner Studie, in der 30 zum Thema gehörende Untersuchungen ausgewertet worden sind, festgestellt, dass der Einsatz von Vitamin D den Schweregrad und den Verlauf der Corona-Erkrankung positiv beeinflusst!

Kurze Zeit später kamen aus dem Lager der Impfbefürworter Schnellschüsse in Form von Studien als Gegendarstellung, um aufzuzeigen, dass Vitamin D keinen Einfluss auf das Corona-Geschehen haben soll. Das ist nicht nur durchsichtig i. S. von unlauterem Wettbewerb, gesponsert von der Pharmabranche – es fühlt sich auch an wie eine Propaganda-Initiative gemäß Weltanschauung eines Despoten á lá Putin! Letztes Jahr hat das Deutsche

Krebsforschungszentrum Heidelberg eine Studie veröffentlicht mit den Ergebnissen aus 50 Jahren mit mehreren Zehntausend Teilnehmern, wonach jährlich ca. 30.000 Krebstodesfälle vermieden werden könnten, wenn überwiegend die über 50-jährigen Vitamin D einnehmen würden – diese These ist fast schon als revolutionär zu bezeichnen: Jeder, der im medizinischen Bereich tätig ist oder war, weiß um die Problematik des Umgangs mit Krebs!

Mit wenigen Ausnahmen (Leukämie, Gebärmutterhals- oder Prostatakrebs) ist diese Geißel der Menschheit bislang schulmedizinisch nicht beherrschbar – jährlich sterben über 100.000 Patienten daran (obwohl auch hier Viren der auslösende Faktor sind)!

Wie auch das DKFZ vermutet, sollte man nach entsprechenden Ansätzen im psychosomatischen Bereich fahnden. Wenn nun dieses therapieresistente Krankheitsbild durch die Vitamin-D-Gabe bereits solch große Erfolge vorweist, wenn es um die Todesfälle geht – um wie viel einfacher wäre es, solch „banale" Krankheiten wie Covid-19 mit einem einfachen Vitamin zu beherrschen? Wie viele Studien braucht es noch, wie viele Bücher und Vorträge müssen noch publiziert werden, um die auf das Impfen eingeschworenen Meinungsbildner davon zu überzeugen, dass es eine einfache, wirksame, unbedenkliche, kostengünstige Alternative zu Impfungen gibt???

Strafrechtlich relevant ist der Warnhinweis am Schluss des t-online-Berichtes:

Was für eine tollkühne Aussage, mit dem Potential eines Bumerangs: Nahrungsergänzungsmittel unterscheiden sich von Arzneimitteln dadurch, dass der Teil des zu wirkenden Inhaltsstoffes (Vitamin, Hormon, Mineral, Pflanzenauszug etc.) so niedrig dosiert ist, dass schädliche Nebenwirkungen so gut wie ausgeschlossen sind. Dabei geht die Zulassungsbehörde immer vom bestimmungsgemäßen Gebrauch aus, auch bei den empfohlenen Tagesdosen. Rossmann und andere Drogerieketten verkaufen Vitamin D im Stärkegrad von 1.000, 2.000 oder gar 7.000 (Wochendosis) Internationalen Einheiten, wobei die Tagesdosis mit 2.000 I.E empfohlen wird, bei einer Packungsgröße von 30 oder 60 Stück.

Einer meiner Bekannten nimmt, auf Anraten seines Kardiologen, die Wochendosis mit 20.000 I.E., weshalb dieses Präparat als Arzneimittel zugelassen ist und deshalb auch verschreibungspflichtig! Was meint das RKI mit der Warnung vor einer Überdosierung? Kritiklos dürfen wir von einer Tagesdosis von 2.000 Einheiten als unbedenklich ausgehen.

Bei Problempatienten (viel zu niedriger Vitamin-D-Spiegel, mehrfache Vorerkrankungen, oder Schutzwirkung vor Covid-19) darf die Anfangstherapie, natürlich unter ärztlicher Aufsicht, wöchentlich auf 300.000 Einheiten steigen. Selbst wenn im Einzelfall, so wie Dr. von Helden es beschreibt, unsinnigerweise weitere Tagesdosen von 20.000 Einheiten genommen worden sind, traten keine unerwünschten Nebenwirkungen auf! Welche Art von Vergiftung meint der Schreiber der Warnung vor Überdosierung?

Wann tritt, nach dessen Meinung, eine Überdosierung auf? Es gibt verschiedene Arten von Vergiftungen:

- Rauchvergiftung

- Lebensmittelvergiftung

- Blei- oder Kupfervergiftung

Missbrauch von Drogen etc. Bei manchen ist die Lunge betroffen, bei anderen der Verdauungstrakt, bei wieder anderen Herz-Kreislauf, bei weiteren das zentrale Nervensystem. Diese Folgeerscheinungen sind so schwerwiegend, dass es zu Krankenhausaufenthalten kommt, viel zu oft zum Tode. Warum schildert der Schreiber obiger Warnung solch drastische Imaginationen?

Offensichtlich will er durch Panikmache vor dem Gebrauch der Vitamin-D-Gabe, abschrecken! Auch Naturheilmittel, egal ob frei-verkäuflich oder verschreibungspflichtig, können bei nicht bestim-mungsgemäßen Gebrauch zu fatalen Nebenwirkungen führen: Wer über Monate, täglich Brennnessel-Tee konsumiert, ruiniert seine Niere unwiederbringlich.

Wer über längere Zeit Schlafmittel einnimmt, muss die Dosis ständig erhöhen, bis das Gegenteil der beabsichtigten Indikation eintritt – Schlaflosigkeit.

Wer jahrelang bei Erkältung und tropfender Nase ein Nasenspray an-wendet, ruiniert die Nasenscheidewand (wobei das Stichwort Nasenspray gleich eine besondere Bedeutung erlangt)! Wer wider besseren Wissens die täglich empfohlene Tagesdosis an Vitamin-D dadurch überschreitet, dass er täglich eine halbe oder ganze Packung der 30-er oder 60-er Bündelung einnimmt, ist ohnehin psychisch gestört und bedarf ärztlicher Hilfe.

Wegen dieser extrem wenigen Ausnahmen eine Warnung auszurufen, zeugt nicht von Patientenschutz, sondern von zielgerichtetem Eigennutz (Panikmache, Propaganda). Schließlich kann ich mit fast jedem Lebensmittel (Salz, Zucker, Milch) meine Gesundheit ruinieren – „die Dosis macht das Gift“, sagte schon vor Urzeiten einer der Heilkundigen! Der Beschuldigte möge erklären, was er mit „Überdosierung“ meint, und welche Art Vergiftung bei der Einnahme von Vitamin D, auch in hohen Dosen, droht! Weiter heißt es am Schluss des t-online-Berichtes: ***„Das Robert Koch-Institut warnt: Bei einer übermäßig hohen Einnahme von Vitamin D entstehen im Körper erhöhte Kalziumspiegel (Hyperkalzämie), die akut zu Übelkeit, Appetitlosigkeit, Bauchkrämpfen, Erbrechen oder in schweren Fällen zu Nierenschädigung, Herzrhythmusstörungen, Bewusstlosigkeit und Tod führen können“***!!! Der Beschuldigte möge erklären, was er mit der Aussage *„übermäßig hohe Einnahme von Vitamin D“* meint – Wochendosen von 100.000 I.E. sind, wie geschildert, mit oder ohne ärztliche Aufsicht, so gut wie nebenwirkungsfrei (vgl. Anlage Hyperkalzämie).

Anders verhält es sich bei den typischen, frei verkäuflichen oder verschreibungspflichtigen Chemischen Präparaten – egal ob Schmerzmittel, Betablocker oder Augentropfen: die fälschlicherweise im Zusammenhang mit Vitamin D geschilderten Nebenwirkungen sind fast jedem Bundesbürger bekannt (vgl. Aspirin, Blutungen im Bauchraum etc.). Warum wird davor nicht massiv gewarnt? Jetzt stelle ich die Gretchenfrage – oder wie die auf Kommerz fixierten Amerikaner sagen würden – die *„One-Million-Dollar-Baby-Frage“*: Wie viele Vitamin-D-Konsumenten sind in den letzten 2 Jahren in Europa an übermäßig hohen Einnahmen von Vitamin D gestorben? Das RKI sammelt gemäß seinem Auftrag solche Fälle. Laut offizieller Statistik verstarben durch die **Impfungen** mehr als 5.000 gutgläubige Bürger in Europa! Wie hoch ist die Dunkelziffer an Personen, die überraschend und kurz nach der Impfung verstarben? Laut Prof. Schirmacher, Direktor der Universitätspathologie in Heidelberg, *„zeigen unsere Untersuchungen in 30 % einen direkten Impfzusammenhang. Wir sind die einzigen, die sich systematisch um diese besonderen Fälle gekümmert haben. Normalerweise werden* *diese Verstorbenen nicht obduziert, weil sie keine Patienten sind, ohne Arztkontakt sterben und kein Fremdverschulden vorliegt. Deshalb müssen wir davon ausgehen, dass diese Fälle überwiegend nicht erkannt und nicht untersucht werden"* (auf die Frage nach der hohen Dunkelziffer an Impftoten). [...] *„Probleme gibt es in diesen Fällen bei der äußeren Leichenschau, der staatsanwaltlichen Vorgehensweise bei diesen Fällen, und der fehlenden Unterstützung einer breiten qualifizierten und systematischen Untersuchung.*

Eine Frage des Nicht-Wissenwollens"!

[...] *„Die Infektion könne von 0 bis 100 jeden treffen. Aber Unter-50-Jährige versterben sehr selten an Covid und ohne Vorerkrankung ist das nahezu ausgeschlossen* (Prof. Schirmacher). [...] *Eine allgemeine Impfpflicht halte ich nicht für zielführend, weil durch die Impfung* **weder eine Infektion noch deren Weitergabe verhindert wird.** *Ferner kann man nicht vorhersagen, welche Corona-Varianten uns im Winter peinigen werden und wie krankmachend sie sein werden und ob uns die verfügbaren Impfstoffe konkret davor schützen werden. Jeder, der sich impfen lassen möchte, kann dies tun, sodass ich insgesamt* **keine medizinische Indikation für eine Impfung sehe"**. (Rhein-Neckar-Zeitung vom 19.03.2022).

Diesen Ausführungen kann ich als Laie nur zustimmen. Meine Vermutung geht aber darüber hinaus: Ich stelle heute die Behauptung auf, dass gerade durch das Impfen das Virus aktiviert bzw. wiederbelebt wird, diese gutgläubigen Geimpften sich als geschützt wähnen, tatsächlich aber andere Geimpfte mit jeder Impfkampagne mehrfach anstecken (Vgl. „Tarnkappenbomber" lt. Prof. Kekulé) und somit auch Ungeimpfte – **schlimmer noch:** Durch das Impfen mit dem Impfstoff der ersten Generation bilden sich Mutanten und Subtypen (vgl. Delta-Kron), die aktuell in virus-befreiten Gegenden (China) große Probleme schaffen! Schauen wir uns die Infektionszahlen vom **31.03.2022** bei ausgesuchten Ländern an. Deutschland hat eine Inzidenz von 1.625 bei 2.340 Intensivpatienten.

Im Vergleich hat Polen, wo ich fast die letzten 3 Monate mit der Pflege meines Schwiegervaters verbringen musste, bei überwiegend fehlenden 2G- oder 3G-Regeln, eine Inzidenz von 111 und **None** Intensivpatienten!

Gibraltar hat eine Impfquote von über 100 %, d. h., auch die „Gastarbeiter" sind geimpft – hier liegt die Inzidenz bei 926,1!

Ähnliches gilt für Island mit einer Inzidenz von 1.293,7!

Israel gilt, was die Problematik bzw. Zustimmung zu einer oder zwei Boosterimpfungen anbelangt, als „Musterschüler", mit bis vor zwei Wochen mustergültigen Zahlen. Jetzt hat sich das Blatt gewendet – am Stichtag liegt die Inzidenz bei 965,1. Vor Kurzem noch bei unter 500! Was schwerer wiegt sind die stark ansteigenden Todeszahlen durch Omikron.

Eine objektive Einschätzung – aufgrund der durch die leichten Verläufe bekannte Variante Omikron – zeigt die Schwächen und Fehleinschätzungen der Impfbefürworter auf. Spontan fallen mir zwei Zitate aus meinem Corona-Archiv auf:

„Wir können die Corona-Pandemie nicht wegimpfen"!

Und:

„Das Immunsystem ist ein Wunderwerk der Natur. Hier gilt der Grundsatz – viel hilft nicht viel. Das Immunsystem darf nicht überstrapaziert werden, sonst kann es entgleisen oder überreagieren"!

Wenn ich pietätlos wäre, würde ich jetzt meinen „Joker ziehen", auf die Oberschenkel klatschen und vor Überschwang in Euphorie fallen. Doch sind wir hier nicht im Kindergarten, und das ernste Thema erlaubt keine Sandkastenspiele, so wie es das RKI versucht! Indien, das Ursprungsland der tatsächlich aggressiven Deltavariante, welches uns lange über die Medien vermittelt durch das Problem der

Sauerstoffbeschaffung im Gedächtnis bleibt, hat bei niedriger Impfquote eine Inzidenz von 0,7!

Südafrika, das Ursprungsland der offensichtlich harmlosen Omikron-Variante (Vgl. Anhang „Meine Berichte brachten sie aus der Spur"), darf sich – mit einer Inzidenz von 16,6 völlig aus den Schlagzeilen verschwunden – schmücken!

Diese Zahlen sind für unseren Gesundheitsminister sowie den ihm dienenden Meinungsbildnern nicht nur peinlich. Sie sind entlarvend! Ich denke, damit aufgezeigt zu haben, dass, selbst für Laien nach-vollziehbar, der Drang der Deutschen auf Erhöhung der Impfquote, aber speziell die Absicht zur Einführung einer generellen Impfpflicht, nicht nur absurd, sondern sogar schädlich ist! Zurück ins Strafrecht: Aktuell haben wir e i n e wirksame, kostengünstige, unschädliche Alternative zu den Impfungen: das Vitamin D!!! Nur wer mit Brachialgewalt die Impfkampagne fortsetzen will, greift auf so unlautere Mittel, wie im Falle der Interpretation der Israel-Studie, zurück und vergleicht eines der am besten verträglichen Naturstoffe (vgl. Prof. Jörg Spitz, Wien) in Bezug auf mögliche Nebenwirkungen mit todbringenden, bis vor zwei Jahren in den USA freiverkäuflichen Nahrungsergänzungsmitteln, wie die Opioide, die u. a. die Firma Johnson & Johnson, eben diese Firma, die einen Impfstoff gegen Covid-19 vermarktet hat, was ebenso wenig hilfreich war wie die Opioide, weswegen auch gegen zwei andere Anbieter dieser Drogenersatz-Hilfsmittel mit über 100.000 Todesfällen in zwei Jahren, eine Milliardenstrafe verhängt worden ist!

Welch eine Blasphemie! Welch ein Schaden an der Volksgesundheit! Bei objektiver Betrachtung der Fakten drängt sich dem aufmerk-samen Zuschauer der Verdacht auf, dass es sich bei der beabsichtigten Impfpflicht in Bezug auf mögliche ernste Nebenwirkungen nicht nur um fahrlässige Körperverletzung handelt, sondern um

fahrlässige Tötung!!!

Mittlerweile gibt es, typischerweise außerhalb Europas, eine weitere Alternative zu den offensichtlich wenig wirksamen, aber dennoch schädlichen Impfungen.

Es handelt sich um ein Stickoxid-Nasenspray, das die virale Menge bei Patienten, die mit SARS-CoV-2 infiziert sind, innerhalb von 24 Stunden um mehr als 94 % verringern kann, innerhalb von 48 Stunden sogar um 99 % (ohne Gewähr meinerseits für diese exorbitante Aussage).

Im Februar 2022 wurde dieses Heilmittel zunächst in Indien (sic!) für Erwachsene zugelassen.

Zwischenzeitlich ist es erhältlich in

> Israel
> Thailand
> Bahrain
> Myanmar
> Hong Kong
> Nepal

sowie einigen nicht-europäischen und nicht-amerikanischen Ländern, unter dem Namen

- FabiSpray
- Enovid
- VirX.

In diesem Zusammenhang erinnern sich einige vielleicht an die Aussage des damaligen (nur Pandemieberaters) Gesundheitsexperten, Prof. Lauterbach, der den Einsatz eines Budesonid-Asthmasprays als „Game Changer" bezeichnet hat. Kurz vorher hat auch ein Nasenspray mit dem Wirkstoff Carragelose vielversprechende Hoffnungen gemacht. Wie kam es zu diesem Paradigmenwechsel bei unserem heutigen Gesundheitsminister?

Diese rhetorische Frage erübrigt sich angesichts der Millionen aufgekauften Impfdosen.

Mittlerweile verdichtet sich das Bild, dass die seit Langem auch über die Talkshows propagierte Impfkampagne ein

Lügengespinst

ist aus Panikmache, Kommerz, fehlendem Impfschutz, Anfeuern und Weitertragen der Pandemie in den Sommer und systematischer Zerstörung des Immunsystems der Beteiligten!!! **Fazit:** Es lässt sich schwer nachweisen, wer von den, die Israel-Studie kommentierenden Schreibern, durch eigene Wortwahl die überaus bemerkenswerten Ergebnisse der Studie relativiert, d. h. minimiert hat! Tatsache ist, dass der durchschnittlich begabte Leser dieses t-online-Beitrages durch die am Schluss angeführten Vorsichts- und Warnhinweise mit Bezug auf das Robert Koch-Institut durch die genannten, offensichtlich willkürlich benutzten Nebenwirkungen, wie auch durch die exzessive Wortwahl eine bisherige Einnahme von Vitamin D beendet, oder solche aufgeklärten Bundesbürger, die beabsichtigten, diese nebenwirkungsfreie Alternative zu nutzen, total davon abgeschreckt werden!

Wie gesagt sprechen wir hier nicht über Hunderte, sondern über viele Tausende aufgeklärte Bürger, die ihrer Gesundheit verpflichtet, Alternativen zur Impfung suchen!

Aus Israel und Neuseeland taucht bereits das Schlagwort vom „Impf-AIDS" auf – eine durch Impfung verursachte Immunabwehrschwäche. Sollte das die Meinungsbildner nicht zumindest stutzig machen?

Anmerkung: Alle meine Thesen, Behauptungen, Mutmaßungen und Hinweise basieren auf dem seit über zwei Jahren hobbybedingt aufgebauten Corona-Archiv!

Sollte die Generalbundesanwaltschaft irgendwelche Einwände erheben bzw. Nachweise verlangen, kann ich diese, durch überwiegende t-online-Berichte, nachliefern.

Hochachtungsvoll

Bogdan Jonik

Obwohl der Generalbundesanwalt auch zuständig ist für staatsanwaltliche Ermittlungen in **Staatsschutzsachen** verwies dieser mich an die Staatsanwaltschaft Berlin.

Nachdem meine Eingabe verworfen wurde, legte ich am 05.07.2022 Beschwerde bei der Generalstaatsanwaltschaft Berlin ein.

Nachdem auch diese Beschwerde abgelehnt worden war, ließ ich diese Sache auf sich beruhen.

Zum Abschluss der **ersten** „Säule" liste ich hier nochmals alle Vorteile durch den Einsatz von Vitamin D3 auf:

1) Mindert Risiko für MS

2) Lindert bzw. verhindert Osteoporose (Kinder!)

3) Lindert Haarausfall

4) Senkt Diabetes Werte bzw. verhindert bei Kindern Diabetes Typ 1

5) Schützt vor Altersdemenz

6) Stärkt das Immunsystem/schützt vor Viren aller Art

7) In der Schwangerschaft schützt Vitamin D die embryonale Entwicklung und senkt alle typischen Risiken wie Schnittentbindung und Diabetes infolge der Schwangerschaft

8) Sportler nehmen Vitamin D3 als akzeptiertes Dopingmittel, um das Quäntchen Mehrleistung erbringen zu können für eines der drei Siegertreppchen.

Die **zweite** „Säule" zur Bekämpfung der Pandemie ist

IVERMECTIN!

Für die Erfindung von Ivermectin erhielten William C. Campbell und Satoshi Omura im Jahr 2015 den Nobelpreis für Medizin[4]. Es hat eine ganze Reihe von positiven anti-parasitischen, anti-viralen und anti-karzinogenen Wirkmechanismen. Dennoch wurde und wird es bekämpft, denn es ist nicht nur wirksam, sondern auch billig, da die Patentrechte ausgelaufen sind. Zuletzt häufen sich Erfolgsmeldungen bei der Krebstherapie, auch im Spätstadium. Spektakulärer sind – **bzw. sollten es sein** – die Erfolge in der Bekämpfung von Corona:

*„Der nordindische Bundesstaat Uttar Pradesh, mit **241 Mio. Einwohnern,** gilt seit Kurzem als Corona-frei! Die aktiven Fälle sind auf 199 geschrumpft. Gelungen ist das mit dem im Westen verteufelten und von der WHO nur halbherzig geprüften Medikament Ivermectin.*

Uttar Pradesh hat die höchste Bevölkerungsdichte aller Bundesstaaten Indiens und setzte erstmals Ivermectin in dieser Form ein, begleitet von einer strengen Kontaktnachverfolgung. Die Rate der positiven Fälle sank danach auf 0,01 %, jene der Genesenen stieg auf 98,6 %. Die Impfrate ist gering: Bisher erhielten 31,3 % der Bevölkerung der ersten Stich, lediglich 5,8 % auch den zweiten. In

---

[4] Den Medizinnobelpreis – offiziell penibel betitelt als die Auszeichnung "für Physiologie oder Medizin" – bekommen in diesem Jahr drei Außenseiter, deren Arbeit Millionen von Menschenleben gerettet haben dürfte. Der US-Amerikaner William C. Campbell und der Japaner Satoshi Ōmura werden dabei für ihre Entdeckung des Antiwurmparasiten-Wirkstoffs Avermectin und die Weiterentwicklung zum deutlich potenteren Ivermectin geehrt. (https://www.spektrum.de/news/ein-medizinnobelpreis-fuer-medizin/1369470)

den USA sind 54 %, in Israel 62 % voll geimpft – mit stark steigenden Infektions-, Hospitalisierungs- und Sterbezahlen [...]"

Dieser Bericht stammt vom 22.09.2021!!!

Weil sich diese Erfolgsstory im Kampf gegen Covid-19 offensichtlich nicht überall herumgesprochen hat **bzw. vom Mainstream unterdrückt wird** – sandte ich am 06.06.2024 eine kurze Ausarbeitung an diverse Meinungsbildner und wichtige Institutionen zu diesem Thema:

Bogdan Jonik

72461 Albstadt, den 06.06.2024
Buchtalstraße 64

Über die Behandlungserfolge mit I V E R M E C T I N

Querdenker haben es nicht leicht.

Um überhaupt ansatzweise in den Bereich zu gelangen, um beim Establishment eine Reaktion jedweder Art – positiv oder negativ – auslösen zu können, müssen wir „Gegenstromschwimmer" unsere Thesen überproportional gut belegen. Ansonsten landen wir auf dem medizinisch-toten Abstellgleis bzw. auf dem Müll der Geschichte (Schwurbler, Verschwörungstheoretiker, Aluhut-Träger etc.)

Diese Konstellation ist leicht nachvollziehbar – sollten sich u n s e r e provokativen Thesen als wissenschaftlich nachweisbar und unanfechtbar erweisen, so würde dies für die Meinungsbildner eine Kette von „Unannehmlichkeiten" auslösen:

Fehler (Lücken im Informationsstand) müssten eingestanden werden, Imageverluste müssten ertragen werden, Ämter oder Auszeichnungen geraten ins Wanken, und schließlich besteht die Gefahr, Pfründe zu verlieren, was bis hin zu einem allseits erkennbaren Skandal ausarten kann!

Das Schlagwort „Hinterher ist man immer klüger" ist in Bezug auf die Querdenker als ein Akt von Hilflosigkeit, Inkompetenz, Abhängigkeit von der Pharmalobby, als Offenbarungseid des Mainstreams offensichtlich. Wir Kritiker haben v o r, während und nach der Impfkampagne, eine Reihe von Alternativen zur Beherrschung der Pandemie aufgezeigt. Was war das Ergebnis?

Bis heute hat weder einer der Wortführer in der Pandemie, geschweige denn einer der Entscheidungsträger, wie unsere Gesundheitsminister, jemals das Wort V I T A M I N D 3 in den Mund genommen – obwohl eine der weltweit bekannten und ständig mit Preisen ausgezeichneten Institutionen, nämlich das Deutsche Krebsforschungszentrum Heidelberg (DKFZ) bereits am 22.03.2021, d. h. kurz nach Einführung der Massenimpfungen und lange vor der Explosion der Infektions- und Todeszahlen durch Covid-19 (Herbst/Winter 2021/2022) darauf hingewiesen hat, dass die Erhaltung eines angemessenen Vitamin-D-Spiegels zur Rettung von jährlich ca. 30.000 Krebspatienten beitragen kann!

Selbstredend ist diese These für Insider als nicht „getarnte" Aufforderung an den Mainstream zu verstehen, „banale" Infektionen wie Covid-19 um so wirksamer bekämpfen zu können!

Beim Thema ‚Krebs' schließt sich der Kreis. Während das DKFZ den Bogen vom Krebs hin zur Bekämpfung der Corona-Pandemie spannt, entwickelt sich bei der Behandlung von Covid-19 durch Ivermectin der umgekehrte Weg:

In meinem Buch „Tarnkappenjäger" habe ich auf S. 208 ff. auf die Erfolge bei der Bekämpfung von Corona-Infektionen im Frühstadium durch Ivermectin in der Dominikanischen Republik hingewiesen (Vgl.: Corona-Statistik dort und hier). Bis heute wird Ivermectin von hiesigen Meinungsbildnern diskreditiert!

Jetzt schildert die renommierte Ärztin, Frau Dr. Kathleen Ruddy, eine dramatische Genesung bei mehreren Krebspatienten im Endstadium nach der Einnahme von **Ivermectin!**

Die nachfolgenden Ausführungen einer mir gesandten Mail sprechen für sich und können nachgeprüft werden!

Handelte es sich nicht um den größten Skandal der Nachkriegsgeschichte – ich würde meine Zeit sinnvoller gestalten. Nachdem aber, über alle Parteien hinweg, alle Wortführer, zuletzt im Mai 2024, eine „Aufarbeitung" der Pandemie fordern, ist dieses Ansinnen bei Kenntnis obiger Fakten als hilfloser Versuch der Ablenkung zum Zwecke der Stabilisierung der offiziell erfolgreichen Impfkampagne zu verstehen!

Es geht nicht darum, sich für die Schulschließungen während des Lockdowns bei den Schülern zu entschuldigen, es geht nicht darum, Entscheidungen, wie die Pflicht zum Tragen von Masken oder die Entscheidung zur G2-Regel als Fehler einzustufen.

Im Fokus steht die schon damals als falsch erkennbare Empfehlung der STIKO, schon unter 12-Jährige impfen zu lassen, wie auch die Empfehlung einer generellen Impfpflicht für die 20- bis 60-jährigen Bundesbürger! Bei durchschnittlich gutem Allgemeinzustand ist diese Altersgruppe vor schweren Corona-Folgen gefeit – als „Tarnkappenbomber" (Prof. Kekulé) trägt diese Impfgruppe jedoch dazu bei, Ungeimpfte wie auch Geimpfte zu infizieren, d. h. die Pandemie anzuheizen!

Wer die Kühnheit hat, eine Aufarbeitung der Pandemie zu fordern, muss sich über die Konsequenzen im Klaren sein und letztlich „das Kind beim Namen nennen":

Es heißt LONG COVID bei Ungeimpften,
und Geimpfte leiden unter dem POST-VAC-Syndrom!

Und wer nach Kenntnis nicht nur der Erfahrungen von Querdenkern immer noch glaubt, „wir seien gut durch die Pandemie gekommen", muss sich der Kritik stellen, ein Sprachrohr der allmächtigen Impflobby zu sein, und für die entstandenen Schäden, zumindest bei den Geimpften, aufkommen.

Alles andere wäre ein direkter Angriff auf unsere freiheitlich demokratische Grundordnung!

Viele Grüße von der Alb

Bogdan Jonik

P. S. *„Nur, wer gegen den Strom schwimmt, gelangt zur Quelle."*
(Aus der asiatischen Philosophie)

Innerhalb einer Nische in der **zweiten** „Säule" findet sich das:

HYDROXYCHLOROQUIN.

Bereits im August **2005** veröffentlichte das NIH im Journal Virology einen Artikel mit dem Titel: *„Chloroquin ist ein wirksamer Inhibitor einer Corona-Infektion und Ausbreitung!"*

Die Autoren geben an, dass Chloroquin deshalb sowohl prophylaktisch als auch therapeutisch wirksam ist. Fauci (der damalige Gesundheitsberater der US-Regierung) schrieb bereits 2005, dass Konzentrationen von 10 Mikro-Mol eine SARS-CoV-Infektion wirksam beseitigen. Dr. Didier Raoult aus Frankreich konnte mit Hydroxychloroquin bereits beachtliche Heilungserfolge erzielen, sodass er am **25. Februar 2021** sagte, *„**dass das Spiel für SARS-CoV-2 damit beendet ist**"*!

Obwohl Fauci also seit 2005 Bescheid wusste über die Wirkung des Chloroquins bzw. des Hydroxychloroquin, hat er diesen Wirkstoff permanent verteufelt und nur Impfungen als Heilmittel angepriesen.

Als Trump im März 2020 das Hydroxychloroquin in aller Öffentlichkeit als wirksam erwähnte wurde er entsprechend medial niedergemacht [...]

Als Kapitell (verschnörkelter Abschluss typisch griechischer Säulen) für die **zweite** „Säule" darf man das Bandwurmmittel NICLOSAMID bezeichnen – am 21.06.2021 meldet t-online:

AFP

HILFT EIN BANDWURMMITTEL GEGEN DAS CORONAVIRUS?

„[...] Forschende des Deutschen Zentrums für Infektionsforschung an der Charité Berlin und der Universität Bonn analysierten den Angaben zufolge, wie das Virus den Stoffwechsel der Wirtszellen zu seinen Gunsten umprogrammiert.

Wie sie im Fachblatt Nature Communications berichteten, konnten sie vier Wirkstoffe identifizieren, die die Vermehrung des Virus in Zellen hemmen: Die körpereigenen Stoffe Spermin und Spermidin, das experimentelle Krebsmedikament MK-2206, das Bandwurmmittel NICLOSAMID.

Letzteres habe die Produktion infektiöser SARS-CoC-2-Partikel um mehr als 99 % gesenkt und damit den größten antiviralen Effekt gezeigt!

In der klinischen Studie will die Charité jetzt prüfen, ob das Mittel bei Patientinnen und Patienten mit kürzlich diagnostiziertem Covid-19 sicher anwendbar ist […]"

Warum hat man von diesem „Ivermectin-Zwilling" nichts mehr gehört?

Hat ein „deutscher Fauci" diesen Hoffnungsträger zur Beendigung der Pandemie auf dem Altar der Impflobby geopfert?

Die **dritte** „Säule" umfasst auf den ersten Blick eher banale Hilfsmittel zur Bekämpfung von Covid-19 – aufgrund des Übertragungsweges, respektive der Eintrittsstelle des Virus in den menschlichen Körper, sind sie aber von großer Bedeutung als

ABWEHRSCHIRM AN VORDESTER FRONT:

Nasen- und Mund/Rachen-Sprays!

t-online berichtet am 08.02.2021 (AFP, dpa, rtr, t-online):

VIROLOGIN CIESEK: SARS-CoV-2 WIRD WOHL NICHT VERSCHWINDEN

*„[…] Vor rund 20 Jahren brach auf der Welt zum ersten Mal eine Sars-Pandemie aus (Anm.: ca. 800 Todesfälle). Das Virus **SARS-CoV-1** gilt heute jedoch als **ausgerottet** […] SARS-CoV-1 vermehrt*

*sich vor allem **in der Tiefe des Atemtraktes, SARS-CoV-2 auch weiter oben.** Repliziert das Virus vor allem weiter unten die Lunge, wie etwa SARS-CoV-1, ist die Gefahr einer Ansteckung **wesentlich geringer.** Dies sei bei dem jetzigen Virus **nicht** der Fall […]*

[…] Auch bliebe das neuartige Coronavirus, im Gegensatz zu seinem Vorgänger, häufig unentdeckt, da Infizierte nicht immer Symptome entwickelten", so Ciesek.

Diesen scheinbaren Widerspruch versuche ich in Kapitel 3 aufzuklären!

Jedes Jahr setzen Millionen Bundesbürger bei Erkältungen oder Grippe-Symptomen Nasensprays ein, um das lästige Schniefen zu mildern bzw. zu beseitigen. Die Erfolge sind eher psychischer Art, mögliche Nebenwirkungen nach längerer Anwendung sind medizinisch gesehen aber doch immens – man kann die Nasenschleimhäute ruinieren!

Eine Meldung aus Februar 2021 lässt deshalb aufhorchen:

Hemmung des Corona-Erregers SARS-CoV-2 durch ein Nasenspray mit dem Wirkstoff CARRAGELOSE ist realistisch!

Was spricht dagegen, anstelle der oft nutzlosen Erkältungssprays in Zeiten der Pandemie gezielt einen Wirkstoff dort einzusetzen, wo die Viren eindringen?

t-online tituliert am 27.02.2021:
Melanie Weiner

NASENSPRAY GEGEN CORONA: EXPERTEN EMPFEHLEN BESTIMMTE MITTEL

*„Für einige **Mundspülungen** ist bereits erwiesen, dass sie die Viruslast im Mund-Rachenraum zeitweise senken können.*

(Anm.: Über Google erfahren) …

[…] Neue Erkenntnisse zeigen: Das Coronavirus dringt häufiger durch die Nasenschleimhaut als durch den Rachen in den Körper ein […] SARS-CoV-2 hat demnach viel mit den üblichen Erkältungsviren gemein. Auch sie befallen die Schleimhäute der Nase und breiten sich dort aus.

Ob wir dann auch tatsächlich erkranken und Symptome entwickeln, hängt von der Menge der Viren und vom Immunsystem ab […]

[…] Die Deutsche Gesellschaft für Krankenhaushygiene (DGKH) empfiehlt daher Nasensprays für die breite Bevölkerung. Diese seien in der Apotheke erhältlich […] Man gehe darüber hinaus davon aus, dass ***auch nach bereits erfolgtem Kontakt mit Corona-positiven Personen Carragelose-haltige Sprays vor einer Erkrankung schützen können […]"***

Diese erfolgversprechende einfache Prophylaxe, interessant speziell auch für Alten- und Pflegeheime, kann man noch toppen.

t-online bringt am 12.04.2021 die Nachricht:
Melanie Weiner

ASTHMASPRAY HILFT OFFENBAR GEGEN SCHWERE COVID-19-VERLÄUFE

„[…] Doch jetzt sorgt eine Studie der Uni Oxford zu einem bekannten Asthmaspray für neue Hoffnung. ***Bereits 2020*** *war chinesischen Wissenschaftlern aufgefallen, dass Asthmapatienten bei einer Infektion mit dem Coronavirus* ***nur selten schwer an Covid-19 erkranken – obwohl sie Schwierigkeiten mit der Atmung haben*** *[…] Das weit verbreitete Asthmamittel* ***BUDENOSID*** *kann offenbar schweren Covid-19-Krankheitsverläufen vorbeugen […]*

Das Risiko für einen Krankenhausaufenthalt wegen Covid-19 war in der ersten Gruppe ***um 90 % geringer*** *[…]*

(Anm.: Oxford-Studie)

[…] *Ein Wirkungsgrad ähnlich wie bei den Coronavirus-Impfstoffen* (Anm.: Vgl. mit den Daten der BILD-Zeitung, oben!) *und **größer als bei allen anderen bisher untersuchten Medikamenten bei Spitalpatienten** […]"*

Was sagt unser Gesundheitsexperte und Gesundheitsminister zu diesen aufsehenerregenden, ursächlich wirkenden und die Schwachstelle der Impfungen nivellierenden, neuen Fakten?

Auf Twitter lässt er v e r l a u t e n :

*„Ich kenne **einige Ärzte,** die bereits diese Strategie verfolgen. **Ich würde dies als Hausarzt** […] **auch tun!**"*

Dieser ängstliche Konjunktiv soll die Eigenschaften s e i n e s **„Game Changers"** beschreiben?

Man hört aus diesen Worten die im Raum schwebende Einschränkung:

„Das hilft auch, aber leider bin ich mit einem Impfstoffhersteller verheiratet […]"

Aber auch aus dem Lager der Forschenden werden Studien veröffentlicht, die solche „Game Changer" relativieren, sprich ihnen die Anerkennung versagen. Dieses Mal ist es eine Studie der University of Technology, Sydney, vom Juni 2021.

t-online berichtet darüber am 11.10.2021:
Melanie Rannow

WAS PASSIERT, WENN WIR CORONA-AEROSOLE EINATMEN

„[…]* Wenn Patienten Medikamente inhalieren, wird normalerweise das meiste davon **in den oberen Atemwegen abgelagert, und nur eine minimale Menge des Wirkstoffes kann die Zielposition in den unteren Lungen erreichen, so Dr. Saidul Islam. BEI KRANK-***

HEITEN WIE COVID-19 MÜSSE MAN JEDOCH DIE AM STÄRKSTEN BETROFFENEN BEREICHE ANVISIEREN [...]"

(Anm.: Eben die oberen Atemwege).

Sind wir hier, zufällig oder vom Mainstream motiviert, wieder auf einen solchen Experten gestoßen, der in die unendliche Schar derjenigen einzuordnen ist, die sich aus dem engen Hohlweg ihrer Fachgebiete nicht lösen können?

Bereits im Jahr 2021 hat ein in Kanada entwickeltes und in Israel hergestelltes Nasenspray in bestätigten Covid-Fällen die Viruslast in 24 Stunden um 95 % reduziert.

„Das von uns entwickelte Spray hat sich nicht nur als Virusblocker, sondern auch als Viruskiller erwiesen", sagte Gilly Regev, CEO und Gründer der Firma SaNOtize.

„Derzeit werde noch seine Wirksamkeit gegen die Delta-Variante getestet. Das Spray verwendet **Stickstoffmonoxid als mechanische und chemische Barriere gegen Virusinfektionen in der Nase. Es soll auch gegen andere Atemwegsviren wirksam sein, etwa gegen Grippeerreger ...**

Es wird unter dem Namen ENOVID in Israel verkauft. Auch in Indien kommt es 2022 auf den Markt – unter dem Namen FabiSpray."

Warum diese Provokation in Form eines Nasensprays weltweit, von der WHO ignoriert, keine Aufmerksamkeit gefunden hat bzw. ihr Versprechen vielleicht nicht einlösen konnte, entzieht sich meiner Kenntnis!

Um den „Schnörkeln bzw. Verzierungen" bei der **dritten** „Säule" zur Bekämpfung von Covid-19, die ihnen zustehende Rechtfertigung zu liefern, bringe ich noch einen Bericht aus t-online vom 19.08.2021 (dpa):

WAS KINDER VOR SCHWEREN CORONA-VERLÄUFEN SCHÜTZT

„[…] *Das kindliche Immunsystem scheint auf Attacken des Coronavirus besser vorbereitet zu sein als das von Erwachsenen.* **Die Zellen der oberen Atemwege befinden sich einer aktuellen Untersuchung zufolge bereits in erhöhter Alarmbereitschaft und können das Virus im Falle einer Infektion schnell bekämpfen, bevor es sich massiv vermehrt. Das erklärt vermutlich auch, warum Kinder sehr viel seltener als Erwachsene schwer an Covid-19 erkranken,** *wie Forscher aus Berlin und Heidelberg im Fachmagazin „Nature Biotechnology" berichten […] Um Viren schnell bekämpfen zu können, müssen sog.* **Mustererkennungsrezeptoren** *aktiviert werden, erläutern die Forscher.*

Und genau dieses System war bei Kindern in den Zellen der oberen Atemwege und in bestimmten Zellen des Immunsystems aktiver als bei den Erwachsenen, *zeigten die Analysen*".

WOW!

Solche Aussagen sind Balsam für meine alte, gequälte, naturheilkundlich geprägte, arg strapazierte Seele!

Vor allem bestätigen sie auch die Berichte über die SPANISCHE GRIPPE, die ich in einer Doku auf ZDF-info neulich mitverfolgte, worin Kinder signifikant weniger oft dem Virus erlagen bzw. sogar die Krankheit besiegen konnten!

Damit habe ich, den Kindern sei Dank, einen eleganten Übergang gefunden zum Hauptproblem der SARS-CoV-2-Pandemie.

Kapitel 3

Dem Geheimnis auf der Spur

Bis zum Sommer 2022 sind weltweit, zumindest in den hochentwickelten Industrienationen, ca. 70 % der erwachsenen Bevölkerung geimpft, viele zweifach, in Israel manche sogar dreifach!

Alle, die diese Entwicklung mitverfolgt haben, speziell auch die internationalen „Gralshüter der Gesundheit", wie die WHO, sind konsterniert über die Entwicklung der Infektionszahlen und Todesfälle nach Winter 2021 und Frühjahr 2022!

Diese Infektionszahlen haben demnach, trotz Impfungen, weltweit ihren Höchststand seit Entstehen der Pandemie erreicht!

Deshalb sieht sich auch die WHO veranlasst, eine Korrektur bei der Bekämpfung der Pandemie in der Gruppe der Forschenden einzufordern.

Am 22.07.2022 schreibt t-online (dpa):

Drohende Virusvarianten
WHO DRÄNGT AUF NEUE CORONA-IMPFSTOFFE

„Die Corona-Impfstoffe haben zwar viele Leben gerettet, aber sie haben die Ausbreitung des Virus nicht entscheidend reduziert! Das soll sich nun ändern […] *Andernfalls bestehe das Risiko weiter, dass Virusvarianten entstehen, gegen die die Impfstoffe weniger wirksam sind* […]"

Der zweite Teil der Aussage, dass die Impfstoffe die Ausbreitung des Virus nicht entscheidend reduziert haben, finden meine volle Bestätigung. Der erste Teil aber, wonach die Impfstoffe viele Leben gerettet haben, darf ich, faktenbasiert, bezweifeln. Offensichtlich sieht sich die Pharmalobby in Erklärungsnot und befürchtet, dass

„ihre Felle, im Gesamtvolumen von mehreren Milliarden Dollar", davonschwimmen!

Was machen die Impfstoffhersteller in dieser Lage?

Richtig!

Wie gewohnt werden zufällig zum richtigen Zeitpunkt Studien aus dem Ärmel gezogen, um widrige Argumente zu entkräftigen. Als Bote wird hierzulande das Portal t-online genutzt:

Am 19.06.2022 schreibt Nicole Sagener:

Vorbehalte gegen Corona-Impfung
STUDIE: HUNDERTTAUSEND TOTE WAREN VERMEIDBAR

Weil dieser Bericht den Chefs der Impfstoffhersteller nicht ausreichend genug überzeugend war, legten sie noch einen drauf:

Am 24.06.2022 heißt es, bei dpa,

**Allein im ersten Jahr
CORONA-IMPFUNGEN HABEN 20 MILLIONEN LEBEN GERETTET**

Solch eine tolldreiste Provokation war für mich nicht akzeptabel. Um diese Aussagen auf den Boden der Realität zurückzuholen, schrieb ich deshalb am 30.06.2022 eine Aufklärungsschrift an die Reporterin Nicole Sagener:

Bogdan Jonik

72461 Albstadt, den 30.06.2022
Buchtalstraße 64

An das
t-online-Team
Frau Nicole Sagener

Den zivilisierten Streit verteidigen

Sehr geehrte Frau Sagener,

mit Entsetzen las ich Ihren Beitrag auf t-online vom 19.06.2022 mit dem Titel:

Studie: Hunderttausende Tote waren vermeidbar (800.000 Menschen könnten noch leben, hätten sie sich impfen lassen).

Nachdem ich am 10.06.2022 ein ausführliches Statement als Strafanzeige gegen das R K I des sich bereits jetzt, für alle Interessierten, entgleisenden Impfwahns, an t-online gesandt habe, muss ich davon ausgehen, dass diese, Ihre Berichterstattung vom 19.06.2022, die spontane, marktschreierische, zielgerichtete Reaktion auf meine Eingabe ist – eine grobe, naive, hilflose, strategische und entlarvende Vereinfachung der Corona-Problematik zu Gunsten der Impfbefürworter!

Wenn ich im Betreff hervorhebe, den zivilisierten Streit verteidigen zu wollen, beanspruche ich damit auch einen ehrlichen, offenen Umgang miteinander, d. h. auch eine objektive Berichterstattung beiderseits.

Den Anfang habe ich bereits gemacht und füge hinzu, dass die bislang verabreichten Impfstoffe der ersten Generation (oder wurden diese stillschweigend nach Bedarf angepasst?) zumindest einen schweren Verlauf verhindert haben. Zusätzlich darf ich betonen, dass Deutschland, was die Letalitätsrate betrifft, weltweit sehr gut dasteht.

Was aber sagt das aus in Bezug auf den Schutz vor tödlichen Verläufen durch die Impfmaßnahmen?

Ich gehe davon aus, dass wir alle dasselbe Ziel verfolgen:

Es muss alles Erdenkliche getan werden, um die Pandemie ihrem Ende zuführen zu können und dabei möglichst wenig Todesopfer zu beklagen!

Wer sich impfen lassen will sollte dies tun – ich werde niemandem davon abraten. Es ist aber ein Gebot der Stunde, dass sich der mündige, kritische, vielseitig informierende Bürger selbst seine Meinung bilden kann – mit Warnhinweisen durch das R K I , einer staatlichen Institution, vor dem Gebrauch von Vitamin D3, w i r d d i e s a b e r n i c h t g e l i n g e n !

Hier ist die kritische, objektive Presse gefordert!

Die einzig wirksame, kostengünstige und nebenwirkungsfreie Alternative zu den Impfungen objektiv darzustellen, nämlich den großflächigen Einsatz von Vitamin D3 (vgl. meine Strafanzeige und die Diskussionen unserer Nachbarländer), ist die Aufgabe der Medien!

Sofern Sie meine Strafanzeige nicht gelesen haben, sende ich Ihnen diese als Anhang nochmals zu und darf, ohne Sie persönlich attackieren zu wollen, Ihren Beitrag vom 19.06.2020 in wesentlichen Punkten entkräften:

Die von Ihnen vorgebrachten Argumente sind nicht Inhalt einer S t u d i e , sondern einer A n a l y s e !

Als Pharma-Referent habe ich jahrelang mit diversen Studien gearbeitet und kenne den beträchtlichen Aufwand solch penibler Vorgehensweisen. Hier aber hat man die Gesamtzahl an Todesfällen kritiklos anhand der Daten aus dem amerikanischen Gesundheitsministerium einfach h o c h g e r e c h n e t !

Wir haben in Deutschland, seit Beginn der Pandemie Anfang 2020, ca. 140.000 Todesfälle (an oder mit Corona-Verstorbenen) bis heute zu verzeichnen. Vor Beginn der ersten Impfkampagne, im Dezember 2020, verstarben ca. 50.000 Bundesbürger an oder mit Corona.

Eineinhalb Jahre später, nachdem ca. 78 % der Bundesdeutschen, nach offizieller Lesart, v o l l s t ä n d i g   g e i m p f t   w a r e n, beklagen wir weitere 90.000 Tote! Wenn ich die Mentalität der auf Vereinfachung getrimmten Main-Stream-Einstellung kopieren wollte (n u r I m p f e n   h i l f t), könnte ich jetzt sagen: m i t   o d e r   o h n e   I m p f e n h a b e n   w i r   d a s s e l b e   D e s a s t e r!

Weil ich mich aber der Objektivität verpflichtet fühle stelle ich fest, dass meine obige, mit Vorbehalt geäußerte Aussage, mit Einschränkungen (neuartiger Wirkmechanismus, sich ständig mutierende, gefährlichere Varianten, Wirkdauer der Impfungen, Vorerkrankungen etc. wären nicht berücksichtigt) grundsätzliche Gültigkeit hat – mit Ausnahme des Schutzes vor tödlichen Verläufen!

Wenn wir also, großzügigerweise, die von Ihnen genannten Zahlen als Basis für unser Streitgespräch nehmen, so darf ich weiter kritisieren: Dank der Förderung durch ein Programm des Wissenschaftsministeriums Baden-Württemberg hat die Pathologie in Heidelberg, deutschlandweit, als einzige Institution die Möglichkeit und Aufgabe, gezielt festzustellen, ob jemand an oder mit Covid gestorben ist – und warum es trotz vollständiger Impfung zum tödlichen Ausgang kommen konnte.

„Die Zahlen (des RKI) drücken nicht aus, ob Menschen ursächlich an Corona verstorben sind. Wir müssen nach unseren derzeitigen Daten und Informationen anderer Zentren davon ausgehen, dass mittlerweile der Anteil der Fälle hoch ist, die zwar einen positiven Test haben, aber nicht an Covid verstorben sind. Insofern vermitteln diese Zahlen in der Bevölkerung einen falschen Eindruck von der Gefährlichkeit der Infektion“,

soweit Prof. Schirmacher, Heidelberg.

Auf die Frage nach der hohen Dunkelziffer an „Impftoten" sagt der privilegierte Pathologe:

„Personen, die überraschend und kurz nach der Impfung versterben, zeigen in unseren Untersuchungen in 30 % einen direkten Impfzusammenhang.

Wir sind die Einzigen, die sich systematisch um diese besonderen Fälle gekümmert haben. Normalerweise werden diese Verstorbenen nicht obduziert, weil sie keine Patienten sind, ohne Arztkontakt sterben und kein Fremdverschulden vorliegt. Deshalb müssen wir davon ausgehen, dass diese Fälle überwiegend nicht erkannt und untersucht werden. Daher besteht hier eine wichtige Informations-lücke" [...]

„Eine Frage des Nicht-Wissenwollens"!
(vgl.: „Sudden Adult Death Syndrome" aus „New Zealand Herald" oder „Daily Mail")

„Es muss in jedem Fall geklärt werden, inwieweit ein Zusammen-hang zwischen Versterben und Impfung besteht" [...] „Es besteht auch eine Fürsorgepflicht in Bezug auf Impfgeschädigte" [...] dass der Staat hier nicht wegschauen darf!"

„Jüngere selten schwer erkrankt: Die Infektion könne von 0 bis 100 jeden treffen – aber unter-50-Jährige versterben sehr selten an Covid, und ohne Vorerkrankung ist das nahezu ausgeschlossen", sagt Prof. Schirmacher!

Zwischenbemerkung: Aus einer Doku im Fernsehen, vor ca. 5 Jahren, weiß ich, dass ca. 30 % aller Morde wegen fehlender Pathologie nicht erkannt werden.

Hier taucht es also wieder auf – das Gespenst aller Naturheilkundler, welches in den 90er Jahren bereits in Buchform beschrieben worden ist – das Gespenst heißt: „Impfen ist ein Geschäft mit der Angst!"

Nun werden Sie zu Recht einwenden wollen, die Aussagen eines einzelnen Pathologen können nicht repräsentativ sein für ganz Deutschland und die Welt!

Auch dieses Argument kann ich mühelos entkräften.

Prof. Püschel aus Hamburg-Eppendorf, ein Pathologe, stellt am 17.05.20212 fest:

Zu Beginn der Pandemie im Frühjahr 2020 sei kein einziger nicht vorerkrankter Mensch an covid-19 gestorben –

und wurde dafür scharf kritisiert!

Prof. Püschel beklagt auch die staatlich verursachte Verunsicherung und Benachteiligung der Kinder – in einem Interview am 21.09.2021 stellt er fest, das bis dahin 2 6 Tote bei unter 20-Jährigen zu beklagen waren und verlangt eine sachliche, objektiven Einschätzung der Pandemie in Bezug auf unsere Kinder.

Der Objektivität verpflichtet weise ich noch auf die kritische Haltung des Pathologen i. R. Prof. Burkhardt hin, der von der Mainstream-Presse als Querdenker deklassiert wird, wobei aber die Reaktionen auf seine Thesen doch aufhorchen lassen:

Benjamin Ondruschka, Direktor des Instituts für Rechtsmedizin, am Hamburger Universitätsklinikum Hamburg-Eppendorf, äußert sich aggressiv konträr, auf die Aussagen von Prof. Burkhardt

[…] „Weiter erklärt er, dass am UKE in Hamburg bislang k n a p p 60 O b d u k t i o n e n durchgeführt worden seien, die in zeitlichem Zusammenhang zu Corona-Impfungen standen (Vgl. Prof. Schirmacher in Heidelberg, der „Privilegierte" unter den bundesweit aktiven Pathologen, mit sogar 70.000 Biopsien an l e b e n d e n Patienten).

„Tatsächlich haben wir nur b e i e i n e m F a l l einen ursächlichen Zusammenhang s i c h e r feststellen können, in wenigen anderen Fällen kritisch diskutiert!"

Sie als Journalistin haben im Gegensatz zu mir als Rentner den Focus Ihrer Arbeit auf nur ein Thema konzentriert, und – durch entsprechende Kontakte – natürlich auch Zugang zu Informationen, die einem normalen Sterblichen, wie mir, verborgen bleiben.

Einige Infos aus dem Ausland liegen aber auch mir vor, deshalb folgt jetzt ein Frontalangriff!

Prof. Schirmacher ist privilegiert bundesweit allein auf der Suche nach den Widersprüchen im Bereich Impfungen.

Ich wage es kaum, seine Aussagen, bezüglich objektiv abstrahierter Corona-Toten wie auch Impftoten, auf Gesamt-Deutschland hochrechnen zu wollen – da kann einem angst und bange werden!

Ebenso sehe ich die Äußerung von Dr. Ondruschka, der eine, auf einer sicher nicht belastbaren Datenlage basierende Quote von 1:60 (1,67 %) in die Diskussion wirft!

Die offiziell genannte Zahl von 0,02 % Todesfällen durch Impfungen ist reine Augenwischerei. Beurteilen Sie selbst, wie hoch die Quote an durch Impfungen verstorbene Bundesbürger, mit oder ohne Vorerkrankungen, sein mag. Hierzu vermittele ich Ihnen einige weitere, interessante Details:

Das Papier der Kassenärztlichen Bundesvereinigung (kurz: KBV) enthüllt 2,5 Mio. Patienten mit Impfnebenwirkungen als ein Dokument mit Sprengstoff. Das dürfte in Kürze die ganze Impfkampagne der Bundesregierung ins Wanken bringen. Andreas Gassen, der (entlassene) Geschäftsführer KBV, gibt zu, dass, aufgrund Nachfrage durch die AfD, fast 2,5 Mio. Menschen nach einer COVID-19-Impfung einen Arzt aufgesucht haben – und das sind lediglich die Zahlen bis Ende 2021!!!

Demnach waren davon 412.000 Nebenwirkungen als schwer einzustufen, von 31.000 Todesfällen durch Impfungen ist die Rede.

Statistisch gesehen führte demnach jede 69. Impfung zu einem Arztbesuch!

Die Dunkelziffer leichterer Nebenwirkungen kann man erahnen, wenn man nur die genannten ICD-Schlüssel bei den Ärzten für Impfkomplikationen auswertet!

Ich habe mich ständig gewundert, warum in Deutschland solche Schlagworte wie „Pandemie der Ungeimpften", mit Hinweisen auf die Mehrzahl der Intensivpatienten, die nicht geimpft sein sollen (Ausnahme: BILD-Zeitung vom 13.11.2021: Was hat Impfen eigentlich gebracht?) kursieren, wenn doch in Nachbarländern und Übersee ganz gegenteilige Berichte zu vernehmen sind:

Während alle Augen auf Russland und die Ukraine gerichtet sind, hat Großbritannien in aller Stille einen Bericht aus der Impfstoffüberwachung veröffentlicht, aus dem hervorgeht, dass etwa 80 % bis 90 % der COVID-Fälle, Krankenhausaufenthalte und Todesfälle, bei Menschen auftraten, die geimpft waren!

(Dass der Impfstoff von AstraZeneca wenig hilfreich war, ist mittlerweile allgemein bekannt.)

Ähnlich sieht es in den USA aus – die Schlagzeile in den „Mercury News" vom 07. März 2022 lässt aufhorchen:

„COVID-19-Todesfälle in Kalifornien unter Geimpften steigen steil an".

Der entsprechende Artikel fügte hinzu, dass in Santa Cruz County, Kalifornien, 10 Todesfälle verzeichnet wurden, von denen 9 geimpft waren!
(Cave: Der zu 50 % genutzte Moderna-Impfstoff hat bis zu 4 mal so viel mRNA als der von Pfizer, also mehr Hirnvenenthrombosen und Herzinfarkte).

Wir gehen weiter nach Neuseeland, wo 93 % der COVID-Fälle vollständig geimpft sind.

Ein ähnlicher Trend ist in Südkorea zu beobachten, über das TrialSite vor Kurzem berichtet hat. In einem der am stärksten mit COVID-19 geimpften Ländern der Welt kommt es jetzt zu einem Rekordanstieg von Infektionen, Krankenhausaufenthalten und Todesfällen.

Um diesen Reigen der „Impf-Benachteiligten" abzuschließen mache ich noch einen Ausflug nach Australien, wo fast 80 % der Einwohner geimpft sind, von den über 18-Jährigen sogar 90 %!

Australien erlebt 2022 einen signifikanten Anstieg an Todesfällen. Seit diesem Jahr steigt die Übersterblichkeit in Australien enorm an. Das ergaben neue offizielle Daten aus Ozeanien.

Zurück in Deutschland sehe ich Anzeichen, dass sich die geschilderten Nachteile der Impfung verspätet, aber unübersehbar, auch hierzulande abzeichnen werden – t-online meldet am 21.06.2022:

„Bald mehr Geimpfte als Ungeimpfte in den Krankenhäusern"

Der Mathematiker Kristian Schneider modelliert die Corona-Pandemie:

Auf die Frage: *„Nun, viele sind ja geimpft"*, sagt er: *„Das spielt bei BA.5 allerdings nur noch eine untergeordnete Rolle, denn diese Variante umgeht den Impfschutz weitgehend. Wir werden in den nächsten Wochen das Phänomen sehen, dass mehr Geimpfte als Ungeimpfte in den Krankenhäusern behandelt werden müssen."*

Logische Konsequenz: Die Masse der Menschen ist geimpft, doch BA.5 unterläuft diesen Schutz.

„Die Impfung bietet zumindest einen vorübergehenden Schutz" [...] *„Das ewige Spekulieren auf angepasste Impfstoffe im Herbst und dergleichen bringt nichts [...]"*

In diesem Zusammenhang verweise ich auf das Ihnen als Anhang vermittelte Statement von mir, wo ich auf ein „Lauterbach'sches Killervirus" hinweise, als Mischung aus der tödlichen Delta-Variante und der superinfektiosen Omikron-Mutante – bereits eingekauft!

Gott behüte uns vor diesem Szenario!

Auch unser Gesundheitsminister sieht offensichtlich den Trend aus obiger Nachricht – bei „Maischberger" stellt er fest: „Viele der 180 Sterbefälle könnten wir verhindern."

Er nannte rund 180 Todesfälle pro Tag „bestürzend". Allerdings könnte diese Zahl gemäß Lauterbach deutlich niedriger liegen, wenn es in den Krankenhäusern besser laufen würde.

„Wir brauchen ein viel besseres Behandlungskonzept", mahnte der Gesundheitsminister. *„Viele der 180 Sterbefälle könnten wir verhindern, wenn die Medikamente, die wir schon haben und bezahlt haben, besser eingesetzt würden!"*

Sollen diese Aussagen einen Paradigmenwechsel andeuten?

Bisher wurde Prof. Lauterbach nicht müde, zu betonen, *„wir müssen die Impfquote erhöhen"* und *„wir müssen im Herbst nochmals boostern"*.

Offensichtlich ist die Zahl von 180 Toten zu brisant, um sie bezüglich Geimpfter und Ungeimpfter differenzieren zu wollen (vgl. hierzu auch die unten folgende Statistik).

Die in Ihrem Artikel vom 10.06.2022 angesprochenen Hunderttausende von Toten sind schon deshalb zu relativieren, weil die Sepsis (Blutvergiftung)), seit Jahren, in einem hochzivilisierten Land wie Deutschland mit über 70.000 Toten markant ist – und unverzeihlich! Nach meinem, durch mein Corona-Archiv abgesegneten Informationsstand, ist die Sepsis bei fast allen Corona-Toten dokumentiert.

Entgegen Ihrer Aussage im o. g. Artikel gibt es hierzulande, entgegen den offiziellen Verlautbarungen, keine Übersterblichkeit durch Corona (vgl. Grippe-Tote), bestätigt durch FAZ und ARD.

Was mir am meisten Kummer bereitet, ist die Empfehlung der Stiko, **auch Kinder impfen zu lassen**. Ich bin weder Virologe noch Mediziner. Doch aufgrund meiner Lebenserfahrung und meinem Zugang zu internen Berichten halte ich es für nicht vertretbar, die alten, geschwächten und mit vielerlei Krankheiten gehandicapten Mitmenschen, auch noch zu impfen (was früher sogar kontraindiziert war).

Vielmehr wird unsere Zukunft zerstört dadurch, dass Kinder geimpft werden sollen, deren kaum ausgereiftes Immunsystem aufs Äußerste gefordert wird und für weitere, in Zukunft auftretende Infektionen jedweder Art dann nicht mehr abwehrbereit ist:

Laut Stiko muss nur eines von 10.000 infizierten Kindern wegen Corona ins Krankenhaus. Ausgehend von über 10 Mio. Kindern zwischen 6 und 16 Jahren, müssen also ca. 1.000 Kinder intensiv medizinisch wegen Corona behandelt werden!

Schauen wir uns jetzt die Unfallstatistiken der Kinder an.

Demnach suchten 2019 ca. 1,88 Mio. Kinder nach einem Unfall einen Arzt oder eine Ärztin auf. Im Mittel müssen jährlich rund 200.000 Kinder unter 15 Jahren wegen einer schweren Verletzung im Krankenhaus stationär behandelt werden.

Man braucht kein Abitur, um solche Zahlen in Bezug auf die Pandemie einordnen zu können.

Für mich, als Naturheilkundler, stellt sich die Frage: Ist die Stiko von allen guten Geistern verlassen?

Doch zurück zu „Ihrer Studie":

Auf der Plattform „Corona in Zahlen" kann sich jeder „ein Bild machen" über den Infektionsverlauf der Corona-Pandemie in Deutschland – in Bezug auf die 7-Tage-Inzidenz, wie auch in Bezug auf die Sterblichkeitsquote.

Wenn man beide Kurven vergleicht, fällt einem spontan auf, dass die Zahl der Todesfälle,zu Beginn der Impfungen am 27.12.2020 rasant ansteigt – trotz (oder gerade wegen der) Impfungen. Der Ehrlichkeit verpflichtet gebe ich zu, dass die Todesrate von an COVID-19-Verstorbenen bereits Anfang Dezember sehr zügig – von ca. 20.000 auf etwa 50.000 bis Ende Dezember – angestiegen ist. Nach Ihrer Einschätzung müssten doch, spätestens nach ca. 3 Monaten Impf-aktionen (mit bis zu 400.000 Piekse pro Tag!) die Zahlen wieder fallen.

Doch weit gefehlt!

Die Kurve geht weiter steil nach oben, wobei auch die zwischen-zeitliche Dominanz der tödlicheren Delta-Variante nicht ins Spiel gebracht werden kann. Denn ab Mitte 2021 bis Herbst 2021, als Delta vorherrschend war, flacht die Kurve eher etwas ab , um dann bis heute weiter nach oben zuzulegen. In Zahlen ausgedrückt sieht das Bild wie folgt aus:

Bis November 2020 (ohne Impfstoffe) lag die Todesrate bei ca. 30.000.

Am 04. Januar 2021 steig sie auf 51.235, bei einer 7-Tage Inzidenz von 148!

Am 10. April zeigte die Kurve 81.580 Todesfälle, bei einer Inzidenz von 131!

Besondere Beachtung findet der Mai – nach einem knappen halben Jahr des Impfens steigt die Todesrate auf über 90.000 Tote an – und das bei einer Inzidenz von 36,5!!!

Schließlich überschreiten wir am 30.12.2021 mit 115.432 Toten bei einer Inzidenz von 232 die Anzahl derer, die trotz zweifacher Impfung bei ca. der Hälfte der geimpften Bevölkerung, an COVID-19 verstorben sind, also mehr als im Vergleichszeitraum, als es noch keine Impfungen gab!

Schon wieder dasselbe Desaster wie vor den Impfkampagnen?

Als Ex-Pharma-Referent weiß ich, dass man Studien wie auch Statistiken auf verschiedene subjektive Weise interpretieren kann. Im vorliegenden Fall ist aber auch für „Nichteingeweihte" deutlich, dass die erste wie auch die zweite Impfung keinen Beitrag leisten konnte zur Reduzierung der Sterblichkeit an COVID-19.

Deshalb haben alle Verantwortlichen, in ihrer Not, „wie die Schlange auf das Kaninchen" nach „Israel" geschaut, wo durch die dritte Impfung, das Boostern, die Schwachpunkte der bisherigen Impfungen korrigiert werden sollten. Nachdem auch dies offensichtlich nicht viel Entkräftendes gebracht hat, diskutiert man nun das Boostern des Boosterns – mit allen Vor- und Nachteilen!

Um die Problematik kurzzufassen, verweise ich auf meine Ausführungen in der Strafanzeige gegen das RKI bei der Staatsanwaltschaft Berlin mit dem Thema: „Wie Israel die vierte Welle gebrochen hat". Daraus ersehen Sie, dass Israel die vierte Welle auf keinen Fall durch Impfungen gebrochen hat (resultierende Inzidenzen darauf über 5.000!)

Deshalb prüften die Virologen in Israel per Studie wohl eine Alternative mit Vitamin D3, die sehr aufschlussreich ist, aber speziell durch das RKI diskreditiert wurde

Nach meinen bescheidenen, nicht-akademischen, Ausführungen darf man schlussfolgern, dass die Liga der Impfbefürworter nach fast 4 Impfungen mit den Impfstoffen der ersten Generation in einer Sackgasse gelandet sind – Omikron ist, auch die Untervariante BA.5, selbst aus dem Munde unseres Gesundheitsministers *„keine besonders gefährliche Variante, auch wenn sie ansteckender ist als BA.1 und BA.2"*.

Warum kauft das Bundesgesundheitsministerium dann, dem Virusgeschehen hinterherhinkend, neue Impfstoffe ein, die speziell auf Omikron angepasst sind und durch ein zusätzliches, ambivalentes

Präparat die untergegangene Delta-Variante wieder zum Leben erwecken will?

„Eigenlob stinkt"., und angesichts des aktuellen Virusgeschehens, wo wir im Herbst mit einer neuen Mutation rechnen müssen, ist diese meine Einschätzung besonders wichtig, weil doch die Verantwortlichen, teils Harvard-Absolventen, das Virusgeschehen besser einordnen können sollten als ich, ein Ex-Pharma-Referent.

Um für den Laien die Problematik besser aufzeigen zu können, verweise ich auf meine Eingabe vom November 2020 an diverse Hauptverantwortliche, wo ich auf die naturgegebenen Mutationen der Viren, was allen Beteiligten bekannt ist, hingewiesen habe.

Ähnlich wie bei der Grippeimpfung, die leider nur zu 40–60 % wirksam ist (bei Älteren eher im Bereich des unteren Wertes), schlagen die Verantwortlichen auch bei COVID-19 denselben Weg ein wie beim Grippe-Virus – immer ein halbes Jahr zu spät mit den angepassten Impfstoffen kontern zu wollen. Da fragt sich sogar der medizinische Laie:

„Können wir uns diesen Aufwand, diese Kosten nicht ersparen? Und da ist es wieder, das Gespenst für alle Naturheilkundler: „Das Geschäft mit der Angst"!

Was ich an dieser Diskussion um das Für und Wider der Impfungen sowie möglicher Alternativen hierzu am meisten kritisiere, ist die Tatsache, dass Professor Biesalski von der Uni Hohenheim bereits am 27.07.2020, nach Auswertung von 30 Studien (also keine Hochrechnungen!) und als es noch **keine** Impfstoffe gegen COVID-19 gab, darauf hingewiesen hat, dass *„bestimmte Grunderkrankungen ebenso wie andere Risikofaktoren für COVID-19 mit einem niedrigen Vitamin-D-Spiegel einhergehen."* Der Ernährungsmediziner hat 30 Studien ausgewertet und einen Vitamin-D-Mangel als möglichen Indikator für den Schweregrad und die Mortalität bei einer COVID-19-Erkrankung identifiziert.

Was war die Reaktion der Mainstream-Virologen?

Eine schnell hervorgezauberte Studie, wonach der Vitamin-D-Spiegel nicht entscheidend ist für den Schweregrad und die Mortalität innerhalb unserer Pandemie.

Hierzu erspare ich mir jeglichen Kommentar!

Aus meiner bescheidenen Sicht als Ex-Pharma-Referent ist die geplante, kommerziell bereits in die Wege geleitete Reaktivierung der Pandemie durch angepasste Impfstoffe auf pandemiebedingte, chronologisch abgelaufene Mutanten, kontraproduktiv und unverzeihlich. In puncto Immunsystem wird es im Herbst – hoffentlich irre ich mich – zum Show-Down kommen:

Denn ab der vierten Impfung ist Schluss!

Das Immunsystem gibt nicht mehr her!

Ich weiß nicht, wie die Meinungsbildner das griechische Alphabet bislang genutzt haben. Übereinstimmend mit diversen Virologen wird zum Herbst eine neue Mutante auftauchen, gegen die die Geimpften mit ihrem überstrapaziertem Immunsystem keine Chance haben werden.

Sollten Sie Zweifel hegen an meiner These, lesen Sie bitte die folgenden Ausführungen eines Immunologen, Herrn Prof. Radbruch, vom 30.03.2022:

„Das Risiko-Nutzen-Profil verschiebt sich in eine ungünstige Richtung"

Hierin erklärt Professor Radbruch, warum bei der Immunantwort nicht nur Antikörper eine Rolle spielen und zu häufiges Boostern sogar kontraproduktiv sein kann.

„Herr Radbruch, Sie haben sich im Bundestag gegen eine Impfpflicht ausgesprochen. Warum?

Die Impfpflicht birgt aus meiner Sicht eine Reihe von Nachteilen. Zum einen bringt das Impfen für den Fremdschutz auf Dauer gar nichts. Es schützt den Geimpften zwar gut vor einem schweren Verlauf, aber eben nur ihn selbst. Es schützt nur kurz davor, infiziert zu werden, und auch die Viruslast Infizierter ist genauso hoch. Wenn sich ein Geimpfter infiziert, versprüht er genauso viele Viren in seiner Umgebung wie ein Ungeimpfter. Außerdem: Wir sprechen über eine Impflücke von maximal 15 %, wahrscheinlich sogar weniger, weil es eine hohe Dunkelziffer an Menschen gibt, die infiziert waren und deren Immunstatus damit mindestens gleichwertig dem der Geimpften ist. Ein regelmäßiges Boostern, das dann ja drohen würde, ist aus meiner Sicht immunologisch nicht förderlich [...]

Warum ist häufiges Boostern aus Ihrer Sicht problematisch?

Es ist immunologisch gesehen unsinnig; spätestens ab der vierten Impfung tritt ein Sättigungseffekt ein. In einer israelischen Untersuchung wurde vor Kurzem die Effizienz der vierten Impfung gegen Omikron beschrieben. Sie ist nicht sehr eindrucksvoll. Die zweite Impfung legt einen guten Grundstein. Wenn man dann wartet, dass das Immunsystem reagiert und erst nach sechs Monaten ein drittes Mal impft, hat man einen ordentlichen Schub, und dann ist das Immunsystem „satt".

Könnte häufiges Boostern sogar zu einem gegenteiligen Effekt führen?

Auch das wäre möglich [...]

Wenn man nun dauerboostert, bis das Immunsystem wirklich übersättigt ist, und dann eine Variante käme, die sehr ähnlich, aber gefährlicher wäre, könnte man mit diesem Impfstoff nichts mehr erreichen, selbst wenn man einen angepassten nehmen würde. Das Immunsystem würde nicht mehr reagieren. So würde einem die Flexibilität verloren gehen, adäquat auf neue Varianten zu reagieren. Deshalb ist dieses dauernde Boostern nicht gut. Schon gar nicht

„blind", also ohne dass man Informationen darüber hat, wie gut der Immunstatus eigentlich ist vor dem Boostern.

Halten Sie eine verpflichtende Impfung für Genesene für gerechtfertigt?

Nein. Im vergangenen Jahr gab es eine Studie in „Nature", die gezeigt hat, dass die meisten Genesenen eine sehr stabile Immunität aufgebaut haben. Es klingt jetzt brutal, aber aus immunologischer Sicht ist das Virus der beste Impfstoff, besser geht es nicht [...]

Andererseits können in manchen Fällen Nebenwirkungen auftreten. Wie schätzen Sie deren Relevanz ein?

[...] In dem zuvor genannten israelischen Papier wird berichtet, dass 80 % der viermal Geimpften lokale Nebenwirkungen hatten, 40 % sogar systemische. Wenn man immer wieder nachboostert, *erhöht man die Wahrscheinlichkeit für solche Nebenwirkungen. Auch wenn die meisten überschaubar sind: Wenn man irgendwann überhaupt keinen spezifischen Effekt mehr erzielt, sondern nur noch Nebenwirkungen, wird es doch sinnlos. Das Risiko-Nutzen-Profil verschiebt sich in eine ungünstige Richtung.*

Wie schätzen Sie die Empfehlung des Gesundheitsministeriums ein, die für alle über 18-Jährigen ein Impfschema von drei Impfungen vorsieht?

Das Immunsystem eines Menschen ist so einzigartig wie sein Fingerabdruck. Jeder hat andere Anlagen und im Laufe des Lebens andere Erfahrungen, z. B. mit Krankheitserregern, gemacht. Viele von uns haben eine Immunität, bevor sie das Virus oder den Impfstoff überhaupt gesehen haben. Andere haben ein Immunsystem, das nur schlecht auf Viren reagiert. Dass man nun allen Menschen den gleichen Impfstoff in der gleichen Dosierung im gleichen Zeitabstand spritzt, ist nicht Stand der Wissenschaft. [...] Eine Erfassung des Immunstatus und persönlich angepasste Impfungen wären möglich [...]" (Quelle: www.cicero.de)

Mein Fazit:

Geimpfte stecken sich gegenseitig, auch mehrfach (vgl. Herbert Grönemeyer) an, aber auch ungeschützte Ungeimpfte. Dabei wird das Infektionsgeschehen durch die Geimpften bzw. durch die Auffrischungsimpfungen ständig neu befeuert und „am Leben gehalten".

Das beste Beispiel hierfür ist Gibraltar, das eine Impfquote von ca. 116 % hat – auch zureisende Arbeitskräfte sind geimpft. Am 27.06.2022 lag die Inzidenz in Gibraltar bei 878,6! (vgl. Deutschland bei ca. 660). Dabei liegt die Letalitätsrate sogar noch leicht über der von Deutschland!

Aus leicht zugänglichen Quellen kann sich jeder Interessierte Informationen beschaffen, wie lange welche Impfung wen schützt, warum es so viele Nebenwirkungen gibt,und warum trotz Impfung und niedriger Inzidenz so viele Bürger sterben.

Auf jeden Fall kann die Behauptung in Ihrem Bericht vom 19.06.2022,

„wenn sich die gesamte erwachsene Bevölkerung des Landes vollständig hätte impfen lassen, wären schätzungsweise 234.000 COVID-19-Todesfälle allein in den USA vermeidbar gewesen"

nicht mehr aufrechterhalten werden.

Warum fällt es der Mainstream-Presse so schwer, die einzige kostengünstige und wirksame Alternative zu den Impfungen, klar darzustellen?

Nächste Woche fahre ich mit meiner Frau wieder für mehrere Wochen nach Polen, wo wir unseren Schwiegervater/Vater (94 Jahre), ohne Corona, aber mit Altersbeschwerden, wieder auf Vordermann bringen werden. Nach dreimaligem Krankenhausbesuch darf ich Ihnen versichern, dass dort seit Mitte Februar 2022 keine Corona-Patienten mehr auf Intensivstationen liegen und fast niemand mehr an Corona verstirbt! (Vgl. „Corona in Zahlen", wobei die Letalitätsrate für Polen hier wohl einen Rechenfehler enthält.)

Deshalb darf ich alle Verantwortlichen bitten, das Thema Vitamin D nicht mehr zu tabuisieren, sondern objektiv zu kommunizieren. Alles andere wäre ein Verbrechen an der Volksgesundheit.

Viele Grüße von der Alb
Bogdan Jonik

Worin also liegt das „Geheimnis" des Versagens aller bisherigen Impfkampagnen, weltweit?

Mein Corona-Archiv enthält Hunderte Berichte zu diesem Thema, auch aus dem Ausland, wie auch aus Übersee. Auffallend ist, dass solche Berichte **hierzulande** aus Fahrlässigkeit oder aus bewussten Gründen tabuisiert werden.

Leben unsere verantwortlichen Entscheidungsträger eigentlich noch im Mittelalter?

Zufällig stieß ich auf einen Bericht aus dem Jahr 2004, meinem früheren Archiv aus „Wissenswertes" entnommen, der sich rasch als Werbeanzeige für ein naturheilkundliches Präparat – Umckaloabo – entpuppte. Die darin enthaltenen Aussagen sind dennoch brisant für unsere Situation im Jahr 2024, weil schon vor 20 Jahren das heute allseits bekannte Bild des Corona Virus auftaucht, was damals vermutlich größtenteils unbeachtet blieb.

Die Schlagzeile ist definitiv richtig:

Unsachgemäßen Umgang mit Antibiotika eindämmen

RESISTENZEN WERDEN GEFÄHRLICH

Die Aussagen in diesem Artikel sind 20 Jahre später leider noch besorgniserregender.

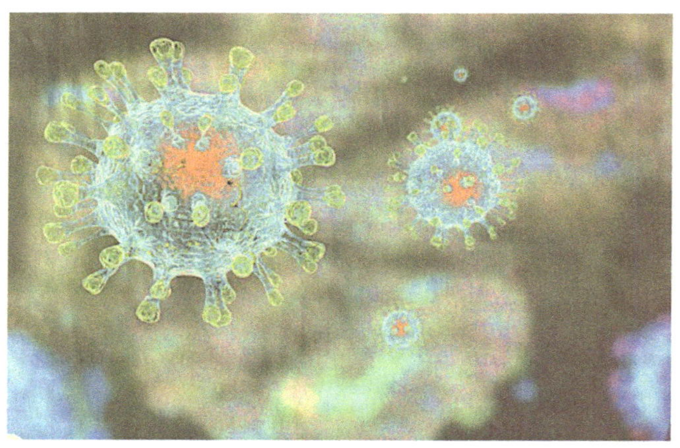

Die RNZ Heidelberg berichtet am 18.05.2024 (Genf, dpa):

IM KRANKENHAUS BESONDERS GEFÄHRLICH

Zunehmende Resistenz von Erregern gegen Antibiotika macht WHO-Gesundheitsexperten Sorgen

*„ […] Nach WHO-Angaben trägt AMR (antimikrobielle Resistenzen) weltweit zu rund **fünf Millionen Todesfällen** im Jahr bei. Besonders gefährlich sind demnach Erreger, die sich im Krankenhaus ausbreiten […] An erster Stelle der Prioritätenliste steht, wie auf der Liste von 2017, das Bakterium Acinobacter baumanii. Es gefährdet vor allem **abwehrgeschwächte Patienten** […] bei der Krebsbehandlung können Komplikationen durch multiresistente Keime auftreten […]*

Während die Anzahl der resistenzbedingten Sterbefälle bei Kindern unter fünf Jahren gesenkt werden konnte, ist die Anzahl bei Menschen im Alter von 70 oder mehr Jahren um 80 % gestiegen.

Den Anstieg der Fälle bei älteren Menschen führen die Forscher auf eine oft geringere Wirksamkeit oder Unverträglichkeit von Impfstoffen und Arzneimitteln bei Älteren sowie mehr Grunderkrankungen zurück.“

Deshalb bin ich, als kleines Licht im Fahrwasser der Mediziner, ständig **irritiert,** wie man die sogenannten vulnerablen Gruppen verstärkt – bis heute —immer noch durch Impfungen vorrangig schützen will!

Dass die Pharmahersteller seit über 20 Jahren mit Corona-Viren experimentieren, ist mir seit 4 Jahren bekannt. **Neu** für mich ist die Aussage einer Bildunterschrift vom 23.12. **2004:**

„Der Corona-Virus spielt bei fast allen Atemwegs-Infektionen eine Rolle und kann durch zu häufigen Einsatz von Antibiotika resistent werden und damit gefährlicher als nötig!"

Im Jahr 2024 ist das Allgemeingut.

Die Tagesschau meldete im Jahr 2023: *„Die jährlichen Grippeschutzimpfungen sind zu 40–80 % wirksam, je nach Alter und Immunstatus der Patienten."*

Die RNZ Heidelberg bringt am 10.03.2021 einen Bericht über „Corona und andere Impfstoffe im Vergleich":

„ […] Warum sind Grippe-Impfstoffe meist weniger wirksam?

Totimpfstoffe, die Virusfragmente enthalten, lösen nicht grundsätzlich eine geringere Immunantwort aus, erläutert Bogdan."

(Anm.: Der Erlanger Infektionsimmunologe Christian Bogdan ist Mitglied der STIKO).

„Aber bei der Produktion ist meist noch unklar, welche Influenzaviren die kommende Wintersaison dominieren. Wenn sich die zirkulierenden Influenzaviren in der Zwischenzeit verändern oder Virustypen auftreten, mit denen nicht gerechnet wurde, dann ist die Schutzwirkung des jeweiligen Impfstoffes geringer. Selten ist sie höher als 60 %."

Weil diese Problematik den Impfstoffherstellern seit langem ein Dorn im Auge ist, versuchen sie, auch mithilfe von ausländischen Partnern eine Lösung zu finden: Wie erhöht man die Schutzwirkung der jährlichen Grippeschutzimpfung, weil man den aktuellen Virustypen immer hinterherlaufen muss?

Eine denkbare Möglichkeit wäre, den Anteil der Corona-Viren zu erhöhen, um per Aktivierung der Abwehrzellen auch für neue Varianten gewappnet zu sein. Die Ergebnisse der Forschenden in diese Richtung waren wohl nicht gänzlich überzeugend. Vielleicht hat man sich deshalb, um auf Nummer sicher zugehen, eines Tricks bedient, der

KREUZIMPFUNG.

Viele Leser*innen kennen, hoffentlich nicht aus eigener Erfahrung, sondern noch aus dem Biologie-Unterricht, das Problem der **Kreuzallergie**. Diese besagt, dass einige Allergiker zusätzliche allergische Erscheinungen zeigen, wenn weitere Antigene aktiviert werden, die dem eigentlichen, allergieauslösenden Antigen, sehr ähnlich sind.

Beispiele:

Birkenpollenallergiker, bei denen ein Protein in manchen Apfelsorten als Allergen gegen Birkenpollen interpretiert wird, oder: Hausstaubmilbenallergiker reagieren oft allergisch, wenn sie Schalen- oder Weichtiere konsumieren (z. B. Muscheln, Schnecken).

Ergo haben die Impfstoff-Forscher dieses Prinzip aufgegriffen und ungekehrt – durch die Impfung mit abgeschwächten Krankheitserregern soll ja das menschliche Immunsystem angeregt werden, Antikörper gegen diese künstlich zugeführten Erreger zu bilden:

JE MEHR KRANKHEITSERREGER ZUGEFÜHRT BZW.
AKTIVIERT WERDEN, DESTO BESSER IST DER MENSCH
GEGEN VIELE SEUCHEN GESCHÜTZT –

NICHT NUR GEGEN SOLCHE ERREGER, DIE BEREITS BEKANNT SIND UND ÖFTERS EINE ENDEMIE ODER PANDEMIE AUSLÖSEN, SONDERN SOGAR GEGEN ZUKÜNFTIGE MÖGLICHE SEUCHEN AUFGRUND VON MUTATIONEN EINZELNER, SUSPEKTER VIREN!

Dieser Ansatz ist zwar logisch nachvollziehbar, aber aufgrund der bislang unzureichend erforschten „Intelligenz" dieser RNA-Viren, **nicht kalkulierbar** – die Hoffnung auf einen **Super-Impfstoff** ist deshalb Zukunftsmusik:

Am 05.10.2021 schreibt t-online
(Christiane Braunsdorf):

NEUE STUDIE ZU CORONA

Forscher machen Hoffnung auf Super-Impfstoff

*„Eine im Wissenschaftsmagazin „New England Journal of Medicine" veröffentliche Studie aus Singapur macht Forschern jetzt jedoch Hoffnung, dass ein Impfstoff entwickelt werden könnte, der gegen alle bekannten und **sogar gegen die noch zukünftig auftretenden Varianten wirksam ist […]***

*SARS-CoV-1 und 2 sind eng miteinander verwandt. Ihre Struktur weist das für Corona typische Spike-Protein auf, mit dem das Virus in die menschliche Zellen gelangt und das durch die Impfung am Andocken gehindert wird. **Von SARS-CoV-1-Genesene haben ebenfalls diese Antikörper entwickelt.** „Ich habe mich also immer gefragt: Warum neutralisieren diese Antikörper dann nicht **über Kreuz** (also auch gegen SARS-CoC-2, Anm.: der Redaktion)?, erklärte Lin-Fa Wang, einer der Studienautoren gegenüber dem Fachmagazin „Science" die Motivation der Untersuchung.*

*Untersucht wurde das Antikörperlevel der **genesenen Geimpften** im Vergleich zu genesenen Ungeimpften, von SARS-CoV-2 Genesenen und gegen das aktuelle Virus Geimpften, die nicht infiziert waren.*

Das Ergebnis: ***Im Blut der geimpften SARS-CoV-1- G e n e s e n e n (Anm.: 8!) fanden sich Antikörper gegen die Varianten Alpha, Beta und Delta. Und nicht nur das: Sie hatten sogar Abwehrstoffe gegen Corona-Varianten, die bisher nur bei Tieren (Fledermäuse und Schuppentiere) auftreten und bislang noch nicht auf den Menschen übergesprungen sind.***

Wang vermutet, dass die SARS-CoV-1-Genesenen Antikörper gegen beide Coronavirus-Arten in sich tragen, jedoch in einer geringen Menge. ***Die mRNA-Impfung vermehrt diese erheblich und sorgt für eine Art S u p e r i m m u n i t ä t.***

Denkbar wäre nun eine Art KREUZIMPFUNG gegen SARS-CoV-1 und SARS-CoV-2,

die für einen Immunschutz ***gegen sämtliche Coronavirus-Arten sorgen könnte.***

Dafür müsste allerdings gegen SARS-CoV-1 erst noch ein Impfstoff entwickelt werden [...] Ein Impfstoff, der gegen alle Corona-Varianten wirkt, sei prinzipiell möglich."

Mein Kommentar hierzu drängt sich geradezu auf:

Im Gegensatz zu SARS-CoV-2 war die damalige Epidemie 2002/2003 durch SARS-CoV-1 nicht so weltumspannend. Folglich gab es auch relativ wenig Genesene, die man zu einer soliden Studie heranziehen konnte. Wie würden viele Genesene, wie auch nicht kontaminierte Menschen, auf eine Kreuzimpfung reagieren?

Auf der Suche nach Antworten, worin das Geheimnis des Versagens aller bisherigen Impfkampagnen liegt, bringen uns die obigen Experimente nicht wirklich weiter – oder doch?

F o l g e n d e   S z e n a r i e n   s t e l l e   i c h   z u r   D i s k u s s i o n:

1) Wie bekannt, arbeiten die Forscher von Pfizer und Wuhan seit langem zusammen. Dabei ist die Kommunikation untereinander im Vergleich zu westlichen Standards eher schwächer ausgeprägt.

SARS-CoV-1 trat erstmals 2002/2003 als Epidemie in Erscheinung. Ausgehend von China verbreitete es sich rasch aus, und zwar durch Reisende über Hongkong, Taiwan, die Mongolei, Singapur, Vietnam, Kanada, USA und Großbritannien. Es gab ca. 800 Todesfälle, davon 45 außerhalb Asiens. Man geht von einem zoonotischen Ursprung aus. Vielleicht war das der Grund, weshalb China westliche Pharmagrößen um Hilfe bat, um weiteren Epidemien vorzubeugen.

SARS-CoV-2 wurde erstmals 2019 in Wuhan als Lungenkrankheit unbekannter Genese festgestellt und mit Verzögerung publiziert. Als die WHO Anfang 2021 über eine Delegation den Ursprung des nun als Covid-19 bezeichneten Virus suchte, ist man insoweit nicht fündig geworden – was die Delegation fand, waren **essentielle Informationen über Grippefälle in Wuhan und der Provinz Hubei gegen Ende 2019. Inwieweit diese in Verbindung mit Corona stehen, konnte nicht verifiziert werden!**

Wäre es denkbar, dass diese „Grippefälle" das Resultat eines Laborunfalls waren?

Prof. Wiesendanger argumentiert:

„Es fehlt, anders als bei SARS-CoV-1 oder MERS das Zwischenwirts-Tier. SARS-CoV-2-Viren koppeln, anders als seine Vorgänger, **erstaunlich gut an menschliche Zellrezeptoren an, sie können besser in die menschliche Zelle eindringen!** *Dafür benötigt das Virus spezielle Eigenschaften, die bisher bei Corona-Viren nicht bekannt waren. Dies weist auf einen nicht natürlichen Ursprung des SARS-CoV-2-Erregers hin."*

Der Experte vermutet, die Wissenschaftler hätten Viren gentechnisch manipuliert, um sie für Menschen ansteckender, gefährlicher und tödlicher zu machen. Dazu gebe es „erhebliche Sicherheitsmängel" im Institut in Wuhan!

Aufgrund dieser vielseitigen Informationen drängen sich sofort einige Fragen auf:

> Waren es Experimente in Zusammenhang mit der Suche nach neuen Behandlungsmöglichkeiten für die ständig zunehmenden Zoonosen?

> Geschah dies mit oder ohne den Partner Pfizer?

> Wurden, als Basis für die Entwicklung neuer Impfstoffe, die bekannten Influenza-Viren A und B, **oder** das exotische SARS-CoV-1-Virus benutzt, um durch Genmanipulation Fortschritte erzielen zu können?

> Wurde die Studie in Singapur von Pfizer in Auftrag gegeben und erste, positive Ergebnisse als Basis genommen, um die Regierungen, weltweit, zum Einsatz eines neuen Gen-Impfstoffes zu überzeugen?

> Oder waren es nur typische Exprimente im Auftrag des Militärs, um gegenüber den westlichen Großmächten bei der Kriegsplanung einen strategischen Vorsprung zu erringen?

2) Bei der Fülle an Material in meinem Corona-Archivs wäre mir beinahe eine wichtige Information entgangen, die ich hier zur Diskussion stelle:

Anfang 2022 veröffentlichte Frau Dr. Elizabeth Eads, eine seit 25 Jahren in Florida tätige Ärztin für osteopathische Medizin, ihre Erfahrungen mit dem neuen Covid-19-Virus.

„Ja, wir sehen jetzt im Krankenhaus eine Impfstoff bedingte, erworbene Immunschwäche bei den dreifach Geimpften […] Es sind Impfschäden, und wir sind uns nicht wirklich sicher , wie wir sie behandeln sollen", sagte Eads. Sie erklärte weiter, dass die Autoimmun- und neurodegenerativen Symptome umso schlimmer wurden, je mehr COVID-Impfungen die Patienten erhielten, und bezeichnete die dritte Dosis als „Kill Shot"!

Weiter verwies sie auf die jüngste S t a n f o r d - S t u d i e :

Das Spike-Protein in den Covid-19-Impfstoffen, über das alle reden, heißt LENTIVIRUS.

Dieses Lentivirus enthält eine Kombination aus HIV, den Typen eins bis drei, SRV/1, also AIDS, MERS und SARS

(Anm.: Das Simian Retrovirus-D Serotyp 1, SRV, heißt jetzt MASON-**PFIZER**-AFFENVIRUS-M-PMV).

„Deshalb sind die Geimpften und Aufgeputschten so krank. Deshalb dominieren sie auch bei den Krankenhauseinweisungen wegen Covid-Krankheiten."

(Anm.: **Lentiviren verbleiben lebenslang im Wirt, da sie Abwehrmechanismen des Immunsystems umgehen können** – vgl. Herpesviren!)

Beim Lesen dieser Fakten – es handelt sich schließlich auch um einen Auszug einer Studie der renommierten Stanford-Universität, kann einem angst und bange werden.

Die oben beschriebene Kreuzimpfung mag, vielleicht sogar für medizinische Laien, logisch nachvollziehbar sein, **auch wenn sie bis heute keine Zulassung hat** – aber …

> ➤ Was hat AIDS, eine bis jetzt nicht vollständig therapierbare Immunschwächekrankheit, mit der aktuellen SARS-CoV-2-Pandemie zu tun, die nicht durch Sekrete (Blut, Speichel, Samenflüssigkeit) übertragen wird, sondern durch ein vereinfachtes Andocken des Spike-Proteins an die menschlichen Lungenzellen?

> ➤ Wenn das SARS-CoV-1-Virus seit Jahren als ausgerottet gilt – warum wird es jetzt wiederbelebt?

Um die als wirksam propagierten Gen-Impfungen zu verkaufen, die sich als nicht nur unwirksam, sondern sogar als schädlich erwiesen haben, ziehen die Impfstoffhersteller jetzt alle Register. Wenn eine Kreuzimpfung nicht hilft, nehmen wir halt alle bekannten, jüngst aufgetauchten oder altbekannten Viren, um wenigstens <u>einen Teilerfolg</u> zu erzielen.

Kann das gelingen, wenn man z. B. Exoten wie MERS (Middle East Respiratory Syndrom), das nur auf der arabischen Halbinsel ausgebrochen war und D r o m e d a r e als Reservoir der Viren kennt, als Ergänzung dem Viruscocktail hinzufügt?

Am Anfang waren es Fledermäuse und Schuppentiere, die als Überträger herhalten mussten – im Herbst 2024 sind es Schleichkatzen, Bambusratten oder Marderhunde (Anm.: t-online vom 20.09.2024) die als Sündenböcke für die wirkungslose Impfstoffherstellung, zur Ablenkung für die entgleiste Pandemie, offiziell benannt werden müssen.

Ist BIG PHARMA jetzt von allen guten Geistern verlassen?

Man fühlt sich zurückversetzt in eine mittelalterliche Hexenküche, wo die Böse, um die Erbfolge zu korrigieren, ihren Hexensud braut: Johanniskraut, Frösche, Rattenschwänze, Krähenfüße, Hexenkraut und bei Bedarf Menstruationsblut oder Nabelschnur, je nachdem ob der oder die zu Verzaubernde männlich oder weiblich ist!

Buchliebhaber werden sofort an Goethes Zauberlehrling erinnert:

„Die ich rief, die Geister, werd' ich nun nicht mehr los"

Sieht so der Fortschritt bei der Entwicklung von Impfstoffen im 21 Jahrhundert aus?

(So viel sei verraten – Dreh- und Angelpunkt sind Affen und Vögel als Überträger!)

Die geneigten Leser*innen mögen mir diesen Sarkasmus verzeihen – seit Beginn der Pandemie, schon vor der ersten Impfkampagne, habe ich versucht, den Entscheidungsträgern Denkanstöße zur Bewältigung der Pandemie zu geben – als Nichtakademiker war die

Resonanz abzusehen. Keiner mag mir aber jetzt kommen mit dummen Sprüchen wie: Hinterher ist man immer schlauer!

Wenn aber Experten Behauptungen aufstellen wie: *„Denn immer, wenn sich Geimpfte und Nichtgeimpfte treffen, steigt das Risiko auch für Geimpfte“*, oder: *„Die Gefahr einer Virusmutation droht von den Ungeimpften“*, dann falle ich fast vom Glauben und rette mich dadurch, dass meine Vorschläge, auch wenn sie nur in versteckten Winkeln unserer wunderbaren Erde umgesetzt worden sind, dort tausendfach Menschenleben gerettet haben – ohne mein Zutun!

3) Ein weiterer Denkanstoß, um die verunglückte Impfkampagne erklären zu können, kommt ausgerechnet aus R u s s l a n d.

Ein nicht genannter Querdenker bringt die Betrachtung der **Durchseuchung** mit in die Diskussion (2023).

„Die kann man nämlich recht einfach messen, indem man Tests auf Antikörper und/oder T-Zellen macht. Also z. B. 1 Tausend, 10 Tausend oder 100 Tausend Leute zufällig auswählen und die Tests machen. Man kann auch ganz einfach die Statistik aller Antikörpertests, IgG (nucleocapsid) auswerten.“

In Russland hat das ein großes Labor täglich gemacht und ins Internet gestellt. Ergebnis:

Im Mai 2020 waren es 15 % Durchseuchung, im Mai 2021 ca. 60 % und heute (2023) 85 %. Diese Zahlen muss man nach oben korrigieren, weil bei vielen Genesenen der IgG schon wieder nach unten ging, aber ihre T-Zellen haben sie für Jahre behalten.

In Deutschland muss das ähnlich sein! 85 % sind schon mal 70 Millionen (!) Genesene und **nicht die 10 Millionen, die das RKI nennt.**

Man hat also überwiegend Genesene (!) geimpft und ihre Immunität beschädigt.

Das sollten wir genauer untersuchen!!!

W O W!

(Anm.: Ist das eine logische Erklärung für **Long Covid?**)

Ein anderer Impfskeptiker, vermutlich ein Arzt, bekräftigt obige Thesen:

*„Die Antikörper verschwinden; was bleibt ist die T-zelluläre Immunität mit den Gedächtniszellen. Bei erneutem Kontakt mit dem Virus werden sofort B-Zellen aktiviert und erneut Antikörper gebildet. Das lernt man im 1. klinischen Semester des Medizinstudiums [...] Genesen ist nur, wer irgendwann einmal Nucleocapsid Protein Antikörper oder einen T-Zell-Nachweis hatte. Der PCR-Test ist nicht aussagefähig, da es viel zu viele falsch-positive Testergebnisse gibt. Ein echter Genesener ist viele Jahre, wahrscheinlich sogar lebenslang immun, kann sich nicht mehr anstecken und die Erkrankung nicht mehr weitergeben. 2002 von SARS-CoV-1-Genesene haben nach einer Untersuchung **in Asien** immer noch eine Immunität gegen SARS-CoV-2, obwohl die Viren nur zu 80 % übereinstimmen.*

*Nun muss ich leider anmerken, **dass dies nur für Ungeimpfte gilt!** Ich habe nun zwei Fälle von Genesenen, die sich aber die Auffrischungsimpfung und noch eine Boosterimpfung geben ließen, die jetzt an Omikron erkrankt sind. Offensichtlich ist es so, dass die Impfung die natürliche Immunität nach der Erkrankung zerstören kann. Die völlig überflüssigen Impfungen für Genesene sind nicht nur schädlich und kontraproduktiv!*

Das hat natürlich weitere Konsequenzen. Damit wird unter Umständen die Herdenimmunität verhindert [...]

Also, auf keinen Fall eine Auffrischungsimpfung für Genesene geben lassen.** Inzwischen haben wir viele Omikron-Erkrankte gesehen. **Omikron ist für Ungeimpfte völlig harmlos [...]"

W O W!

Sind wir schon so weit?

Sollen jetzt schon virologische Laien die Arbeit des RKI und des Paul-Ehrlich-Instituts übernehmen?

Ähnlich wie der obige Impfskeptiker argumentiert der vom Mainstream schon vor Beginn der Impfkampagne in die Ecke der Verschwörungstheoretiker verbannte **Dr. Wolfgang Wodarg**:

Bereits im Oktober 2021 postuliert er:

„Geimpften droht im Winter gefährliche Überreaktion des Immunsystems.“

Wie recht er damit hatte, zeigen meine Erläuterungen, zu Beginn von Kapitel 3, bezogen auf den Winter 2021 und das Frühjahr 2022.

Auszugsweise bringe ich hier einige wenige Sätze seines Statements:

„IMPFUNG IST NUTZLOS

*Dass die gepriesenen Covid-Impfungen keinen überzeugenden Nutzen aufweisen, ist für Dr. Wolfgang Wodarg schon aus den Zulassungsstudien ersichtlich – etwa aus der geringen Zahl positiver „Fälle“ (nicht Erkrankungen!) unter den ungeimpften Probanden bei Pfizer/BioNTech. Der Mediziner macht darauf aufmerksam, dass Coronaviren keinesfalls **neu** für das Immunsystem, sondern Teil des jährlichen Grippegeschehens sind. Durch Kreuzimmunität seien viele Menschen auch gegen SARS-CoV-2 längst **immun** gewesen […]“*

Kapitel 4

Die Abrechnung

a)   „Offener Brief an den Gesundheitsminister"

b)   b) „Impfen statt schimpfen, Menschen sind tolle Tiere"

– auch die Internetgeneration verbreitet Unsinn

Ausgewiesene Experten der Corona-Pandemie haben oft internationale Kontakte zu ausländischen Universitäten. So ist Prof. Kräusslich, bis vor Kurzem der „Hauspoet der Heidelberger Zeitung", der den Lesern hier – im Gegensatz zu Prof. Lauterbach – eine eher beruhigende, ins Detail gehende Einschätzung der Pandemie vermitteln will, hervorzuheben:

Beispiel:

„Nach meiner Kenntnis verwendet Curevac ..."

(Anm.: Der Tübinger Impfstoffkandidat, der zu spät seine Ergebnisse publik machte) ... *unveränderte Bausteine der mRNA, wohingegen BioNTech chemisch veränderte Bausteine einsetzt, die eine längere Lebensdauer der mRNA bewirken sollen. Ob dies durch Patentfragen begründet ist, weiß ich nicht; für beide Ansätze gibt es aber gute Gründe. Curevac verwendet außerdem deutlich weniger mRNA pro Dosis als die anderen Firmen. Außerdem ist die Verpackung der mRNA anders, sodass weniger Kühlung erforderlich ist als bei den anderen mRNA-Impfstoffen. Ob und welcher dieser Unterschiede für die geringe Wirksamkeit verantwortlich ist, kann man im Moment nicht sicher beantworten. Das wird jetzt genau studiert werden."*

(Anm.: Der Tübinger Impfstoffhersteller ist vorzeitig durch die Konkurrenz ausgebootet worden).

Im Gegensatz zu einigen virologischen Vorzeige-Experten geht Prof. Kräusslich ins Detail und hat deswegen meine volle Anerkennung zur Berufung an die Heidelberger Akademie der Wissenschaften! Außerdem ist er Mitglied einer medizinischen Akademie in den USA.

Anders hingegen unser Gesundheitsminister. Er beschränkt sich in der Öffentlichkeit im Wesentlichen auf Impfquoten und Inzidenzen und wird nicht müde, jeder neuen Corona-Mutante nachzujagen und darauf hinzuweisen, dass diese vermutlich **noch** gefährlicher wird als die bislang vorherrschende und verbreitet damit prophylaktisch Angst.

Er studierte in Aachen, in Texas und in Arizona Medizin, sogar an der Harvard School of Publik Health, hat den Master-Abschluss wie auch den Titel Adjunct Professor und hat in Harvard sogar unterrichtet.

Und dieser Universalgelehrte mag nicht wissen wollen, wie sich das Pandemie-Geschehen, **weltweit** entwickelt hat?

Dieser Arzt und Professor will, selbst auf die Gefahr hin, sich selbst verleugnen zu müssen, seine bisherige Strategie, die nur aus Impfen besteht, bis zum Ende fortführen – wohin?

Wohl bis zu seinem eigenen Untergang!

Um diesem „erfahrenen" Entscheidungsträge auf die Sprünge zu helfen, schrieb ich am 25.10.2023 folgenden „Offenen Brief an den Gesundheitsminister":

Bogdan Jonik   72461 Albstadt, den 25.10.2023
Buchtalstraße 64

Offener Brief an den Gesundheitsminister
Impfungen sofort stoppen!

Sehr geehrter Herr Prof. Dr. Lauterbach,

einige Mythen halten sich hartnäckig, obwohl sich bei genauer Betrachtung die Kernaussage darin als irreführend entpuppt. Beispiele:

DAS FREIKRATZEN DER AUTOSCHEIBEN IM WINTER SOLLTE NUR VOR DEM STARTEN DES MOTORS ERFOLGEN.

Die Laternenparker kennen das – sobald man in das eiskalte Auto steigt, bildet sich in Sekundenschnelle durch die Körperwärme und die warme Atemluft eine hauchdünne Eisschicht an der Innenseite der Scheibe, die sich erst auflöst, wenn man bei laufendem Motor, geöffnetem Fenster, mit voll aufgedrehtem Gebläse, ständigem Nachkratzen und ca. 3-minütigem Zuwartens zwar nicht umweltfreundlich handelt, aber auf andere Weise nicht losfahren kann.

ÄRZTE EMPFEHLEN SEIT JAHRZEHNTEN DAS EINCREMEN DER HAUT MIT SONNENSCHUTZFAKTOR 20 und mehr, UM EINEN SONNENBRAND (d. h. das mögliche Hautkrebsrisiko) ZU VERMEIDEN.

Das ist vorsorglich gedacht, verhindert aber die Bildung von Vitamin D3, welches zur Stärkung des Immunsystem, der Knochen und zur Verhinderung von Diabetes unentbehrlich ist, also mehr Schaden als Nutzen bringt. Sonnenschutzfaktor 12 bis 15 und intervallmäßiges Sonnenbaden ist sinnvoller und bedient beide Prophylaxen.

PILZE HABEN ERNÄHRUNGSPHYSIOLOGISCH EINEN GERINGEN WERT.

Diese Meinung hielt sich hartnäckig bis vor ca. 20 Jahren. Erst neuerdings wird empfohlen, Speisepilze nicht nur des Geschmackes wegen zu essen, sondern weil Waldpilze einige wichtige Mineralien und Vitamine enthalten, die in den oft überstrapazierten Ackerböden kaum noch vorkommen, z. B. Mangan, Zink, Selen oder Vitamin B, C und D.

Im Jahre 1796 entstand ein Mythos, der schon damals unsägliches Leid verursacht hat und heute eine ungeheuerliche Aktualität erlangt hat:

IMPFEN SCHÜTZT VOR EPIDEMIEN!

Ich darf mir, als Nichtakademiker, nicht anmaßen, alle Impfungen zu verteufeln. Einige Impfungen sind sinnvoll und durch jahrzehntelange Erfahrung und Anpassung risikofrei. Aktuell geht es aber um die größte Pandemie der Menschheitsgeschichte, die durch das Impfen offensichtlich nicht in dem Maße bekämpft werden konnte, wie das die Impfstoffhersteller versprochen haben.

Impfpropaganda, d. h. bewusst verfälschte, positiv dargestellte Ergebnisse von nachweislich durch Impfungen unnötig verursachte Schäden, Epidemien und Todesfällen, gibt es in der Medizingeschichte zuhauf!

Generationen von Medizinstudenten wurden, was die Sinnhaftigkeit von Impfungen betrifft, an der Uni, durch ein Paradebeispiel, irreführend geschult. Anhand eines Vergleichs zweier Abhandlungen wird dies deutlich.

Zufällig gab mir mein Freund einen Artikel aus der Zeitschrift „GEO" (leider mit Wasserschaden), vermutlich aus 2010:

1. DER MANN, DER DIE POCKEN BESIEGTE

„[…] Die Pocken, die Blattern. Sie beginnen mit Fieber und Schüttelfrost, dann bilden sich stinkende, eitrige Pusteln. Ob arm oder reich – aus allen Schichten holt die Krankheit sich ihre Opfer. Mozart erkrankt ebenso wie Goethe oder die Kaiserin Theresia.

[…] Der Landarzt Edward Jenner reitet fast täglich zu Patienten in entlegene Ortschaften Englands. […] Immer wieder macht er dabei eine sonderbare Beobachtung: Er trifft auf Menschen, die trotz enger Kontakte mit Pockenkranken vor der Krankheit gefeit scheinen. Vor allem Kuhmägde bleiben von den Blattern verschont. Gemeinsam ist allen, dass sie sich beim Melken mit Kuhpocken infiziert haben, einer Virusvariante, die bei Menschen nur eine harmlose fiebrige Hauterkrankung auslöst. Bei Jenner keimt eine Vermutung: Sollte, wer einmal an Kuhpocken erkrankt war, womöglich vor den Blattern geschützt sein?

[…] Am 14. Mai des Jahres 1796 ritzt Edward Jenner den Arm des achtjährigen James Phipps mit einer Elfenbeinklinge ein, die mit Eiter aus einer Pustel an der Hand einer Melkerin benetzt ist. Auch diese Kuhmagd hatte sich mit Kuhpocken angesteckt. Der Junge – der Sohn von Jenners Gärtner – erkrankt ebenfalls leicht daran. Jenner notiert: Am siebten Tag klagte er über ein unbehagliches Gefühl […] doch schon am zehnten Tag ist James wieder wohlauf. Sechs Wochen später folgt das eigentliche Wagnis:

Jenner infiziert den Kleinen mit Eiter aus echten Pockenbläschen.

[…] Zur Erleichterung aller bleibt der Junge gesund. Um ganz sicher zu gehen, ritzt ihm der Arzt zwei Monate später ein weiteres Mal die lebensgefährlichen Viren in den Arm. Und auch diesmal brechen die Pocken nicht aus. „Vakzination" nennt Jenner sein Verfahren, nach „Variolae vacciniae", dem lateinischen Fachbegriff für die Kuhpocken.

[…] Tatsächlich ist der Erfolg des Experiments Jenners (Anm.: ohne anerkannte wiss. Grundlage) einziger Beweis für die Wirksamkeit seiner Vakzination. Die Erklärung dafür liefert erst mehr als 100 Jahre später Emil Behring in Berlin mit dem Nachweis der Immunreaktion.

[…] Seine Fallstudien überzeugen schließlich die Naturforscher der ehrwürdigen Royal Society […] Die Kuhpocken-Viren können gefahrlos selbst Kindern verabreicht werden – anders als die damals zuweilen vorgenommene Impfung mit aktiven Pockenviren, die statt der erhofften milderen Form der Krankheit nicht selten deren bösartigen Ausbruch bewirkt.

Edward Jenner wird noch zu Lebzeiten hoch geehrt.

[…] Trotzdem dauert es noch ziemlich lange, bis das „speckled monster" endgültig besiegt ist. Erst 1977 wird in Somalia der letzte Pocken-Ausbruch registriert. Damit hat sich die große Hoffnung Edward Jenners erfüllt: „Die Ausrottung der Pocken, der schrecklichsten Geißel der Menschheit, muss das Ergebnis der Vakzination sein".

Am 8. Mai 1980 verkündet die WHO offiziell: Die Pocken sind tot."

Soweit der Artikel von Antje Helms, 2010, in „GEO".

Möglicherweise hat Frau Helms oberflächlich recherchiert, fehlende Fakten nach Gutdünken ergänzt, vielleicht, um dem Chefredakteur zu schmeicheln. Es steht jedoch zu vermuten, dass mit dem vorliegenden Bericht eine Auftragsarbeit nach Weisung erledigt worden ist.

Wenn man, als Insider, alle (zugegebenermaßen nicht Allen zugänglichen) Fakten zu Hilfe nimmt, ergibt sich ein ganz anderes, konträres, diametral entgegengesetztes Bild bei der Entwicklung der damaligen Vakzine, das den Medizinstudenten vorenthalten wird.

Dr. med. Gerhard Buchwald hat schon 1994 (sic) ein Buch geschrieben mit dem Titel:

„IMPFEN – Das Geschäft mit der Angst"

Dieser Arzt, mit fast alleinigem Zugang zum Statistischen Bundesamt für Impfkrankheiten in Wiesbaden, hat sich ausführlich mit dem Entstehen und den Auswirkungen von Impfungen, nicht nur gegen die Pocken, auseinandergesetzt. Um den Informationsfluss nicht ausufern zu lassen bediene ich mich hier des Beitrags von Heinz Knieriemen, einem ausgewiesenen Kenner der Medizin, mit Schwerpunkt Naturheilkunde, der in einer schweizerischen Zeitschrift eben das Thema Pocken aufgearbeitet hat. Bitte vergleichen Sie diese Abhandlung Nr. 2 mit dem geschönten Bericht aus Nr. 1.

2. Am Anfang war der Impfschaden (1996)

„ […] Alles, was den Mythos der Impfungen infrage stellt, ist bei uns immer noch weitgehend tabuisiert".

Damit meint er nicht nur die obligatorischen Glaubenssätze der Impfbefürworter aus den letzten Jahrzehnten, sondern thematisiert in vorrausschauender Weise auch die „Entgleisungen" aus neuerer Zeit, wie Corona, „Impfmasern" oder „Impfpolio". Sein Urteil ist vernichtend:

„Schon Jahrhunderte vor Jenners Versuch mit Kuhpocken gab es Impfungen mit Menschenpocken in China, Indien und der Türkei […] Von England her breitete sich die Variolation über ganz Europa aus und führte vor allem in den Großstädten zu großen Pockenepidemien mit vielen tödlichen Verläufen. In Deutschland wurde dieses Verfahren, auch Inokulation genannt, nach schweren Epidemien in Hamburg im Jahre 1795 verboten […]

Er (Jenner) entnahm daher aus einem Melkerknoten an der Hand der Kuhmagd Sahra Nelmes Eiter und ritzte diesen zunächst seinem 10 Monate alten Sohn und später dem 5 Jahre alten John Baker und einer Frau im achten Schwangerschaftsmonat ein. Was nun schlecht in den Rahmen der Mythenbildung von Impfungen passt, ist die Tatsache, dass er damit auch die ersten schweren Impfschäden schuf:

Jenners Sohn blieb in seiner geistigen und körperlichen Entwicklung nach der Impfung stehen und starb 20-jährig, der 5-jährige Baker überlebte die Impfung nur kurze Zeit, und die Schwangere wurde nur einen Monat nach der Impfung von einem toten Kind entbunden, dessen Haut von pockenähnlichen Blasen bedeckt war.

Trotz dieser frühen Misserfolge entwickelte Jenner große Aktivität. Zunächst wurden Fürstenhäuser und Privilegierte mit dem Impfstoff beliefert […]

So bürgerte es sich ein, Waisenkinder zu impfen, um von den Eiterbläschen dieser Kinder neues Material zu gewinnen. Dieses unmenschliche Verfahren wurde auch von den später gegründeten Impfanstalten zunächst beibehalten. Damit wurden wehrlose Kinder […] nicht nur infiziert; es stellte sich zudem heraus, dass alle Blutkrankheiten, u. a. die Syphilis, auf diese Weise ausgebreitet wurden. Die Euphorie nach der Einführung der Impfpflicht war bald einmal verflogen, denn es zeigte sich, dass auch die Geimpften nicht vor Pocken geschützt waren.

Jenner erlebte am Ende seines Lebens die größte Pockenepidemie in England […]

(Anm.: Jetzt wechselte man von Kindern auf Kälber zur Gewinnung der Impflymphe) […]

Als man durch […] verfeinerte mikroskopische Verfahren die einzelnen Virusarten unterscheiden konnte, war man sehr erstaunt, dass der benützte Impfstoff weder das echte Pockenvirus noch das Kuhpockenvirus enthielt, sondern aus bis dahin unbekannte Viren bestand, die POXVIRUS VACCINIAE genannt wurden. Es handelte sich um ein bis dahin vollkommen unbekanntes Virus, das es in der Natur nicht gibt. Was es bedeutet, dass mehr als hundert Jahre mit einem Virus, das in der Natur nicht existiert, zwangsgeimpft wurde, ist schwer abzuschätzen. Hinreichend belegt ist die Tatsache, dass die Lebendimpfstoffe auf der Basis des Vacciniavirus, die Tier und Mensch zum Virusträger machen, die Gefahren von Epidemien nur vergrößert und die Zahl der Todesfälle erhöht haben.

Deutschland kennt seit 1816 eine Todesfallstatistik für Pocken. Die Zahl der Impfungen und das Inkrafttreten des Reichsimpfgesetztes im Jahre 1875 mit der Verpflichtung zu zweimaliger Pockenvakzination haben keinen Einfluss auf die Pockentodesfälle gehabt, wie sich das auch bei anderen Impfungen nachweisen lässt […]

(Anm.: Der Deutsch-Französische Krieg war verantwortlich für die immensen Infektionen 1871 und 1872)

[…] Nach Rückkehr der Soldaten in ihre Heimat regulierten sich auch die Pockenerkrankungen und die Todesfälle wieder ein […]

Der Arzt Gerhard Buchwald zitiert in seinem Buch "Impfen – das Geschäft mit der Angst" einen Kollegen, der sich in der Berliner Wochenschrift über aktuelle Pockenausbrüche äußert:

Ich wiederhole mit Nachdruck, dass ein sog. Impfschutz ohne Bedeutung für die Ausbreitung der Erkrankung war, denn geimpfte und ungeimpfte Kinder wurden ziemlich gleichmäßig befallen.

Pockenausrottung – trotz oder wegen der Impfung?

Impfbefürworter behaupten heute, die Pocken seien auf der Welt durch die von der WHO durchgeführten Impfungen ausgerottet worden – eine Behauptung, die nicht belegt ist und nicht einmal von den führenden Vertretern dieser Organisation hervorgehoben wird. Die Ausrottung der Pocken gilt als Exempel für weltweite, erfolgreiche Gesundheitskampagnen. Zu Recht.

Zu Unrecht wird dieser Erfolg den Massenimpfungen angedichtet und als Paradigma auf die Ausrottung oder das Zurückdrängen anderer Krankheiten durch Impfmaßnahmen übertragen […]

Am 17. April 1978 wurde per Telegramm des für Afrika zuständigen WHO-Delegierten Donald A. **Henderson** *verkündet: Die Pocken gelten als ausgerottet.*

[…] Es musste schließlich zugegeben werden, dass es sich beim letzten Pockenfall, den somalischen Koch Ali Maow betreffend, um einen Geimpften handelte – um einen der vielen, die sich trotz Impfung angesteckt hatten.

(Anm.: In Somalia und Äthiopien herrschte damals ein erbitterter Bürgerkrieg).

[…[**Henderson,** *WHO-Delegierter und Medizin-Professor der Johns Hopkins University, war zwar nie ein Impfgegner. Er bekannte jedoch, dass der Durchbruch in der Pockenbekämpfung um 1970 herum mit einer neuen Strategie gelang […]*

Erst als die WHO einsah, dass ihr Pockenausrottungsprogramm mit Massenimpfungen nicht zum Ziel führen konnte und zu einer modifizierten Bekämpfung der Krankheit überging, die in einer sorgfältigen Überwachung der Quarantäne-Maßnahmen der Erkrankten, in der Isolierung der Kontaktpersonen in kleinen Gruppen, in sorgfältiger Desinfizierung der Ausscheidungen und gerade im Unterlassen von Massenimpfungen bestand, sind die Pocken auf der Welt zurückgegangen und schließlich verschwunden. Zumindest die Massenimpfungen haben dabei nur negative Effekte gehabt!

Exponenten der WHO waren immerhin so ehrlich, die Pockenimpfung insgesamt als „eine unethische Maßnahme" zu bezeichnen.

Der unkritische Impfmythos, wie er von der etablierten Medizin immer noch gepflegt wird, wirkt vor diesem Hintergrund eher beschämend."

So weit der Beitrag von Heinz Knieriemen aus 1996!

Die Parallelen zur Corona-Pandemie sind frappierend.

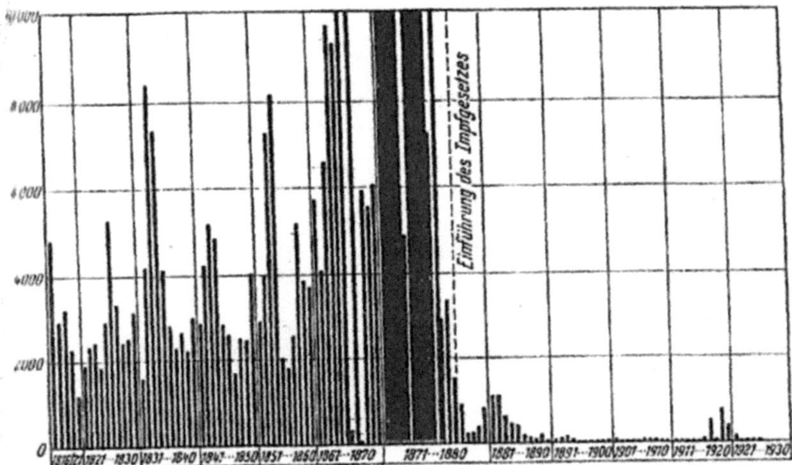

Abb. 1   Pockentodesfälle im Deutschen Reich. Absolute Zahlen

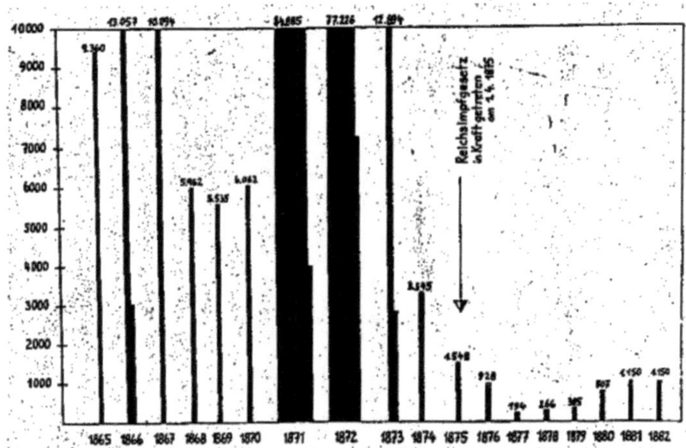

Impfgesetze ohne Einfluss auf die Zahl der Pockentoten in Deutschland: Die Beseitigung misslicher hygienischer und sozialer Verhältnisse führte zum Rückgang der Pocken.

112

„So entwickelte sich auf den Philippinen nach der Besetzung durch die USA in den Jahren 1918 bis 1920 die schrecklichste Pockenepidemie im Anschluss an etwa 15 Millionen Impfungen. In Manila, wo alle Einwohner geimpft wurden, erreichte die Todesrate 50 %.

Die wenigsten Todesfälle verzeichnete die Insel Mindanao, wo die Bewohner aus religiösen Gründen Impfungen ablehnten."

Ähnliche Beispiele wie dieses von Knieriemen habe ich in meinem Buch „Tarnkappenjäger" geschildert.

Um die Fehlinformationen und Fehlinterpretationen seitens der Impfbefürworter aus dem Beitrag von Herrn Knieriemen abzurunden, verweise ich nochmals auf das Buch von

Dr. med. Gerhard Buchwald

„Impfen – Das Geschäft mit der Angst"

Darin macht er auf einen folgenschweren Irrtum aufmerksam:

„Generationen von Medizinstudenten wurden in dem Glauben unterrichtet, dass die Pockenplage Ende der 1800er Jahre, durch das sogenannte Reichsimpfgesetz, beschlossen 1874, in Kraft getreten 1875, in Deutschland durch eine Impfpflicht eingedämmt werden konnte. Das Schaubild aus dem Reichsgesundheitsamt (s. u.) verleitet zu dieser irrigen Schlussfolgerung. Man kann es als optische Täuschung bezeichnen – denn „zieht man die Kurve auseinander, wird offenbar, dass der Rückgang nichts mit der Einführung des Reichsimpfgesetzes zu tun gehabt haben kann". Schon vor Inkrafttreten des Gesetzes am 1.4.1875 hatten die Zahlen der Todesfälle das Vorkriegsniveau unterschritten."

(Vgl.: Schaubild im Artikel von Herrn Knieriemen).

„Geschichte wiederholt sich" – aber muss sie das?

Auslöser für diesen offenen Brief war eine Zeitungsnotiz aus der Rhein-Neckar-Zeitung Heidelberg vom 23.08.2023 mit dem Titel:

NUTZEN ÜBERWIEGT SCHADEN

(epd) Gericht begründet Urteil zugunsten von AstraZeneca

Die Kombination beider Aussagen haben mich sofort hellhörig gemacht! Als Pharma-Referent im Ruhestand habe ich das Pandemiegeschehen von Anfang an mitverfolgt und die Verlautbarungen hierzu aus der Sicht eines Naturheilkundlers kritisch hinterfragt.

Auf der Website der britischen Regierung war im **Mai 2021** zu lesen:

*„Der Wiederanstieg sowohl bei den Krankenhauseinweisungen als auch bei den Todesfällen wird von denjenigen dominiert, die **zwei Dosen** des Impfstoffs erhalten haben und etwa 60 beziehungsweise 70 % der Welle ausmachen. Dies kann auf die hohe Durchimpfungsrate in den am stärksten gefährdeten Altersgruppen zurückgeführt werden, sodass Impfversager für mehr schwere Erkrankungen verantwortlich sind als nicht geimpfte Personen."*

Diese Aussagen stammen aus dem Frühjahr 2021!

Nun ist man sich einig darüber, dass AstraZeneca eine schlechte Bilanz in Bezug auf Nebenwirkungen und Schutzwirkung überhaupt vorzuweisen hat, weshalb dieses Vakzin 2021 vorübergehend gestoppt wurde. Zudem kann man beide Impfstoffe – den von BioNTech und den von AstraZeneca, nicht eins zu eins gleichstellen. Oder doch?

Am **10.11.2021** überraschte Markus Lanz seine eingeladene Expertin, Frau Prof. Brinkmann, eben jene Virologin, die mit ihrem Artikel vom 16.01.2021 in der RNZ zur Titelfindung meines Buches beigetragen hat, mit einigen, den Zuschauern nur flüchtig gezeigten Schaubildern, die eine fast gleiche Pandemieentwicklung zeigen wie diese in der obigen Verlautbarung der britischen Regierung.

Hätte man nicht schon Ende 2021 entsprechend reagieren müssen und einen Paradigmenwechsel herbeiführen sollen?

Doch es kommt noch schlimmer. Vor wenigen Wochen (08/2023) veröffentlichte die britische Gesundheitsbehörde Schaubilder, die noch beklemmender wirken. Davon greife ich dasjenige heraus, in dem nur e i m a l geimpft wurde:

Bis heute erhielten 81,5 % der Bevölkerung die einmalige Impfung. In diesem Personenkreis gab es 96,7 % der Todesfälle.

Bei den 18,5 % der Ungeimpften lag die Rate derjenigen, die an oder mit Corona verstorben sind, bei 3,3 %!

Doch es kommt noch härter:

„Während alle Augen auf Russland und die Ukraine gerichtet sind, hat Großbritannien in aller Stille einen Bericht aus der Impfstoffüberwachung veröffentlicht, aus dem hervorgeht, dass ca. 80–90 % der Covid-Fälle Krankenhausaufenthalte und Todesfälle bei Menschen auftraten, die geimpft waren!" **Dies geschah im März 2022!**

Wie soll ich, als Ex-Pharma-Referent, der mehr Insiderwissen als der Durchschnittsbürger hat, solch eine Meldung interpretieren?

Spontan fällt mir ein, dass auch die Briten nicht den Mut bzw. die Zeit hatten (weil sie mit dem Rauswurf von Boris Johnson beschäftigt waren), die Impfkampagne zu stoppen und endlich beim Namen zu nennen:

Das Impfen verursacht mehr Schaden als das Corona-Virus selbst!

Der Zeitungsbericht „Nutzen überwiegt Schaden" vom 23.08.23 überrascht noch mit einem kleinen, aber entscheidendem Detail. Die Mainzer Richter begründeten die Abweisung der Klage u. a. mit der Begründung: *„Der AstraZeneca-Impfstoff habe 2022 eine vorbehaltlose EU-weite Standard-Zulassung erhalten"* .

Was für eine tollkühne Aussage! Darauf komme ich noch zurück.

Um den aktuellen Mythos „Impfen schützt vor schweren und tödlichen Verläufen innerhalb einer Endemie/Pandemie" aufrechtzuerhalten, scheuen sich die Verantwortlichen, dazu zähle ich explizit Sie, Herr Professor Lauterbach, nicht davor, gezielte, verfälschte Informationen der Öffentlichkeit zu präsentieren (vgl. wie bei der Pockenschutzimpfung durch den „GEO"-Beitrag).

Nach Ihren Verlautbarungen liegt die Zahl unerwünschter Nebenwirkungen (bei über 200 Mio. verabreichten Impfungen) auf dem Niveau von 0,02 %.

An dieser Stelle ist die Definition – was sind unerwünschte Nebenwirkungen – zu klären. Das Paul-Ehrlich-Institut konstatiert:

„Als schwerwiegende NW gelten dabei laut Arzneimittelgesetz Nebenwirkungen, die tödlich oder lebensbedrohlich sind, eine stationäre Behandlung erfordern oder zu bleibenden Schäden führen können. Das PEI definiert bei den neuen Corona-Impfstoffen allerdings auch alle unerwünschten Reaktionen von besonderem Interesse als schwerwiegend" (Anm.: Long Covid).

Im Schnitt wurde also auf alle 5.000 Impfungen **eine** vermutete Nebenwirkung gemeldet. Das Bundesgesundheitsministerium, also Sie, Herr Professor, sprachen immer von jedem **10. Tausensten!**

Nach meiner bescheidenen Einschätzung kommt das PEI zu einer Verdoppelung der Nebenwirkungsrate!

Aber es kommt noch schlimmer!

Im April 2022 hatte eine Studie der Berliner Charité für Aufsehen gesorgt, wonach es **40-mal** häufiger zu schweren Impfnebenwirkungen bei Corona-Vakzinen komme als vom PEI angegeben.

Auch wenn es an der Methodik der Studie Zweifel gab, die das PEI zurückrudern ließen, bleibt die Skepsis an den offiziellen Daten des BMG, also an Ihren, Herr Professor, bestehen!

Dabei werden Sie, Herr Prof. Lauterbach, als offiziell ernannter und ausgewiesener Fachmann für Virologie von der Realität eingeholt:

Laut Schätzungen, die ich als Ex-Pharma-Referent nur bestätigen kann, benötigt ein Arzt für das Ausfüllen der NW-Formulare im Schnitt 20 bis 30 Minuten ohne adäquate Vergütung. Dabei will ich den Ärzten keine böse Absicht i. S. von Faulheit oder Scheu vor Zeitvergeudung unterstellen. Oftmals werden solche Formulare dem Alltagsstress (Notfälle, dringende Hausbesuche) geschuldet auf die Seite gelegt, wo nach Tagen die eigentliche Botschaft verloren gegangen ist (vgl.: Mein Buch „Tarnkappenjäger", in dem ich den Tagesablauf eines Arztes beschrieben habe).

Mit anderen Worten:

Die Dunkelziffer (nicht gemeldete Nebenwirkungen), liegt bei über 30 %!

Auf Anfrage der AfD am 21.03.2022 musste der Geschäftsführer der Kassenärztlichen Bundesvereinigung, Andreas Gassen, die schlechte Nachricht verkünden:

Fast 2,5 Millionen Menschen haben nach einer COVID-Impfung den Arzt aufgesucht – allein 2021!

Das entspricht einer Quote von ca. 1,5 % NW (jeder Hundertste!)

Die Rhein-Neckar-Zeitung vom 28.06.2023 legt noch zu:

JEDER 30. EUROPÄER HAT LONG COVID-SYMPTOME

(dpa) … sagt WHO-Regionaldirektor Hans Kluge.

Das entspricht einer Quote von 3,3 %!

Aber immer noch sind wir weit von der Wahrheit entfernt.

T-online bringt am 23.01.2023 den Beitrag von Christiane Braunsdorf:

LAUTERBACHS CORONA-FAUXPAS SORGT FÜR KOPFSCHÜTTELN

Darin heißt es:

„Long Covid bei mehr als jedem Zehnten"

Der Objektivität verpflichtet muss ich erwähnen, dass es Studien gibt, wonach doppelt Geimpfte tendenziell nur halb so oft von Long Covid betroffen sein sollen wie Ungeimpfte. Dennoch kann man nicht pauschal davon ausgehen, dass überwiegend nur Ungeimpfte mit Long Covid belastet sind!

*Rechnet man die Zahl der nicht gemeldeten NW hinzu, wobei ich auf die Todesfälle trotz Covid-Impfung noch gar nicht eingegangen bin, diese aber hinzugerechnet werden müssen, bleibt festzustellen, dass sich die Anzahl der Nebenwirkungen, ausgehend von Ihren **0,02 %, fast um den Faktor 1.000 erhöht hat!***

*Um diese „Zahlenspielereien" abzuschließen nenne ich noch die Statistik der BILD-Zeitung vom **13.11.2021**!:*

Wahrscheinliche Impfdurchbrüche bei Menschen über 60 sind verantwortlich für

- *60,9 % der 37.735 Covid-19-Erkrankten*
- *45,1 % der 5587 Corona-Patienten im Krankenhaus*
- *36 % der 870 Covid-19-Fälle auf Intensivstationen*
- *41,7 % der an Covid-19-Verstorbenen.*

Der Pietät verpflichtet muss ich noch auf die Menschen eingehen, die trotz ein- oder mehrfacher Impfung an oder mit Corona, ohne Angehörige, allein zu Hause, verstorben sind."

Es sind ja die Meinungsbildner der Mainstream-Presse wie Sie, Herr Professor Lauterbach, die bis heute, ständig, auch nach erwiesener Harmlosigkeit der Omikron-Variante, betonen, dass die Impfungen vor schweren Krankheitsverläufen und vor dem Tod schützen. Speziell Menschen mit schwachem Immunsystem sollten geimpft werden!!!

Wie kommt es dann zu solch exorbitant hohen Sterbefällen von Geimpften, wie die oben in England veröffentlicht (Israel hat ähnlich hohe „Impftote" zu beklagen)?

Am Impfstoffhersteller allein kann es nicht liegen – AstraZeneca und BioNTech bedienen sich beide der mRNA-Technologie.

Noch am 26.03.2022 behauptet das wissenschaftliche Sprachrohr der Heidelberger Zeitung, Prof. Kräusslich, der kürzlich zum Präsidenten der Heidelberger Akademie der Wissenschaften gewählt wurde, dass das Risiko, durch die Impfung zu sterben, bei weniger als **eins zu einer Million** liegt!

Er bezog sich dabei auf die Aussage des Pathologen Prof. Schirmacher, der zuvor kritisierte, dass viele **Impftote** gar nicht erkannt werden. Dieser Gutachter ist der einzige in Deutschland, der sich, dank der Förderung durch ein Programm des Wissenschaftsministerium Baden-Württemberg, gezielt um die Aufdeckung möglicher Todesfälle durch Impfung engagiert. Er spricht von einer hohen Dunkelziffer an „Impftoten", also Personen, die überraschend und kurz nach der Impfung versterben – er sieht in **30 %** einen direkten Impfzusammenhang und beklagt, dass weder die Gesundheitsbehörden noch die Staatsanwälte Interesse an seinen Ergebnissen zeigen:

„Eine Frage des Nicht-Wissen-Wollens", so Prof. **Schirmacher!**

(Anm.: Laut einer Studie, vor längerer Zeit, werden 30 % aller **Morde** von der Pathologie nicht erkannt.)

Als Nichtakademiker kann ich mich solchen Diskussionen nicht anschließen, aber zumindest versuchen, die Statistik zu objektivieren. Entlarvend ist hierbei eine Stellungnahme von Prof. Ondruschka,

Direktor der Rechtsmedizin an der Uni Hamburg-Eppendorf, vom **25.09.2021**:

[…] Weiter erklärt er, dass am UKE in Hamburg bislang knapp 60 Obduktionen durchgeführt worden seien, die in zeitlichem Zusammenhang zu Corona-Impfungen standen. *„Tatsächlich haben wir nur bei einem Fall einen ursächlichen Zusammenhang sicher feststellen können, in wenigen anderen Fällen kritisch diskutiert. Die allermeisten Fälle hätten klar fassbare, von der Impfung unabhängige Todesursachen gezeigt"*.

(Anm.: Die Quote liegt hier bei **1: 60!**)

Es obliegt nun Ihnen, Herr Professor, nicht nur aufgrund Ihres Zugangs zum Obduktionsregister, hier eine objektive, belastbare Statistik auszuarbeiten.

Der Artikel vom 25.09.2021 aus „Correctiv: Faktencheck" führt mich zwangsläufig zu meinem aktuellen, wichtigen Anliegen, nämlich neue Erkenntnisse aufzuzeigen, die sich eigentlich mittlerweile in allen Fachkreisen herumgesprochen haben sollten:

Grund für obigen Faktencheck war eine **„Pathologie-Konferenz"**, worin Teilnehmer angeblich unbelegte Behauptungen über Covid-19-Impfungen verbreiteten. Die Kritik daran bezog sich auf Folgendes:

„Das Hauptergebnis der Obduktionen sei, dass es in allen Organen zu Entzündungsreaktionen gekommen sei, auch im Herzmuskel.

(Vgl.: Mein Buch „Tarnkappenjäger" – S. 192; Corona-Studie will zeigen, dass Covid-19 keine Atemwegserkrankung ist).

Diese Aussage wollten die Meinungsbildner vor zwei Jahren so nicht stehen lassen, werden aber durch zwei Studien aus **Oktober 2023 letztendlich** eines Besseren belehrt:

Die Studie von Nakahara et. al. mit 700 geimpften und 303 ungeimpften Patienten sagt aus:

*„Im Vergleich zu nicht geimpften Patienten zeigten asymptomatische Patienten, die ihre **zweite Impfung** 1–180 Tage vor der Bildgebung erhielten, im PET/CT eine erhöhte myokardiale FDG-Aufnahme"*!

Die zweite Studie, allerdings in vitro von Rolf Schreckenberg et. Al., mit dem Titel

„Versteckte kardiotoxische Wirkungen von mRNA-1273 und BNT162b2 auf die Funktion und Struktur ventrikulärer Myozyten"

ist am 12.10.2023 im British Journal of Pharmacology als **„Rapid Communication"** erschienen.

Als Nichtakademiker kann ich beide Studien in ihrer ganzen Tragweite nicht hinreichend aussagekräftig interpretieren – mit ausreichend Kenntnissen der medizinischen Fachsprache darf ich mich aber schon jetzt der Schlussfolgerung der deutsch-ungarischen Studie anschließen:

Die Verabreichung von mRNA-Impfstoffen muss, aufgrund ihrer kardiotoxischen Wirkungen, neu bewertet werden!

Auch auf Sie, Herr Prof. Lauterbach, wartete ein Bumerang, den Sie mit Ihrer Qualifikation und mit Ihrem Mitarbeiterstab trotz Druck durch die Pharmabranche hätten kommen sehen müssen und der Sie letztlich, was Ihren Einsatz für Impfungen betrifft, unglaubwürdig macht:

Vermutlich im Herbst 2022 sandte das Bundesministerium für Gesundheit, in Ihrem Auftrag, millionenfach, über die Krankenversicherung, ein Empfehlungsschreiben an alle Mitbürger über 60 Jahre, um den persönlichen Impfstatus überprüfen zu lassen:

„Eines der wirkungsvollsten Mittel gegen das SARS-CoV-2-Virus bleibt die Impfung".

„Wir haben in diesem Herbst an die Omikron-Variante angepasste Impfstoffe zur Verfügung, die gegen diese Varianten besonders wirksam sind“.

Zeitgleich wurde die Presse aktiviert, um diese Impfkampagne zu forcieren:

Heidelberger Zeitung vom 02.09.2022 (dpa)

DIE NEUEN IMPFSTOFFE SIND DA

EMA gibt grünes Licht für zwei an Omikron-Variante angepasste Vakzine

Um den Sprengstoff, fast hätte ich gesagt, die Impfpropaganda, deutlich zu machen, gebe ich die wichtigsten Aussagen obiger Zeitungsmeldung, wörtlich wieder:

*„Verwendet werden können die Vakzine zur Auffrischungsimpfung für Menschen **ab 12 Jahren**. Bundesgesundheitsminister Karl Lauterbach begrüßte die Empfehlung als „Quantensprung im Kampf gegen die Pandemie.*

[...] Die Entscheidung betrifft Anträge von BioNTech/Pfizer und Moderna auf Zulassung sogenannter bivalenter mRNA-Impfstoffen, die vor dem Urtyp von Sars-CoV-2 und vor der Omikron-Sublinie BA.1 Schutz bieten sollen.

*In Deutschland spielen diese Viren mittlerweile **keine** Rolle mehr. Die Hoffnung ist aber, dass dieser Impfstoff auch gegen aktuell kursierende Omikron-Sublinien besser wirkt. Die EMA führte aus, dass die angepassten Impfstoffe bei zuvor geimpften Personen starke Immunreaktionen gegen BA.1 auslösten. Hier seien sie wirksamer als die ursprünglichen Impfstoffe. Die Nebenwirkungen seien mit denen der bisherigen vergleichbar und meist leicht und von kurzer Dauer. Lauterbach ergänzte, „dass es mit den angepassten Präparaten zusätzliche Gründe für Corona-Impfungen gebe“. Es gibt den Schutz vor schwerer Krankheit und vor Tod, das ist das Wichtigste“, sagte* *er.* „Aber wir gehen jetzt auch wieder davon aus, dass Schutz vor Ansteckung zumindest für eine bestimmte Zeit gegeben ist. […]"

(Anm.: Wie die Leser*innen leicht erkennen – der neue Impfstoff lebt von *Konjunktiven, Hoffnungen und Vermutungen innerhalb der harmlosen Omikron-Varianten*).

„[…] *Carsten Watzl, Generalsekretär der Deutschen Gesellschaft für Immunologie, sagt:* „Ich wäre sehr überrascht, wenn die Stiko sagen würde, dass sich alle Erwachsenen noch mal impfen lassen sollen". *Mit Ausnahme einiger Risikopatienten sei es wichtig, nach dem letzten Booster sechs Monate abzuwarten. Ein an die jüngeren Subtypen BA.4 und BA.5 angepasster Impfstoff ist derzeit in der Prüfung. Watzl rät Impfwilligen davon ab, darauf zu warten.*"

Um das Grundproblem für die jetzigen Impfkampagnen und Impfbefürworter nicht aus den Augen zu verlieren, darf ich auf folgende Fakten hinweisen:

Die Heidelberger Zeitung brachte am 11.02.2022 diese Meldung:

„MEINE BERICHTE BRACHTEN SIE AUS DER SPUR"

Südafrikanische Omikron-Entdeckerin wirft europäischen Ländern Überreaktion vor (AFP).

„*Die südafrikanische Entdeckerin der Omikron-Variante des Coronavirus ist nach eigenen Angaben zu Beginn der neuen Pandemie-Welle aufgefordert worden, nicht öffentlich über den milderen Verlauf bei Omikron-Infektionen zu sprechen.*

„Mir wurde gesagt, ich solle öffentlich n i c h t erklären, dass es eine milde Erkrankung sei", *sagte die Medizinerin Angelique Coetzee der „Welt".* „Ich wurde gebeten, von derartigen Äußerungen Abstand zu nehmen und zu sagen, es sei eine ernste Erkrankung. **Das habe ich abgelehnt!**"

Sie sei nicht von den südafrikanischen Behörden, sondern von europäischen Ländern unter Druck gesetzt worden. Dem Bericht zufolge nannte sie Experten in den Niederlanden und Großbritannien, die sie mit Verweis auf die vielen Mutationen der Variante kritisiert hatten, weil sie eine Omikron-Infektion eine milde Erkrankung genannt habe.

„MEINE BERICHTE HABEN SIE AUS DER SPUR GEBRACHT", *so Coetzee über einige Kollegen.* „Dabei muss man sich in einer Pandemie nun mal auch ansehen, was an der Basis passiert". *Bei den Hausärzten muss nachgefragt werden, was sie erleben, wie sich das Krankheitsbild darstellt. Coetzee fügte hinzu, sie glaube, dass die Regierungen überreagiert hätten.*

[…] Die in Pretoria arbeitende Medizinerin ist Vorsitzende des südafrikanischen Ärzteverbandes (Sama). Ende November war sie die erste, die auf die neue Omikron-Variante aufmerksam machte.

Die WHO stufte die Variante als besorgniserregend ein.

[…] Cotzee kritisierte damals, dass Omikron als „extrem gefährliche Virusvariante mit zahlreichen Mutationen aufgebauscht worden sei, obwohl ihre Gefährlichkeit noch unklar sei"."

Nachdem sich nach über einem halben Jahr die Pandemie, sichtbar an der Statistik, auch aufgrund der harmlosen Omikron-Variante, ständig in Richtung Endemie entwickelt hatte, glauben Sie, Herr Professor, es gäbe nichts Wichtigeres, a l s   n e u e ,   u n z u r e i c h e n d e r f o r s c h t e   I m p f s t o f f e – als **„Quantensprung"** gepriesen – der Menschheit aufzuerlegen?

Schauen Sie, wenigstens ab und zu mal, „über den Tellerrand"?

Die Tagesschau meldete, seit Beginn des Ukraine-Krieges kamen mehr als 3 Mio. Flüchtlinge aus der Ukraine nach Polen. **Davon sollen ca. 30 % mit Corona infiziert gewesen sein!**

Wenn Sie sich die Inzidenzen von Polen und Deutschland im strittigen Zeitraum anschauen, erkennen Sie in Polen keinen Anstieg, sondern ein starkes, kontinuierliches Sinken – und das bei einem niedrigeren Niveau als in Deutschland.

Dieses „Impfen um des Impfens willen" zeigt spätestens jetzt obsessive Züge!

Doch lassen wir einen Fachmann an die Front.

Der Virologe Prof. Kekulé wirft seit Beginn der Pandemie immer wieder mal kritische Töne in die Diskussion. Christiane Braunsdorf von t-online berichtet am **21.09.2022** (dpa) zum Thema Omikron über die Schlagzeile:

VIROLOGE KEKULÈ: „ICH FRAGE MICH, WELCHER NOTFALL HIER VORLIEGT"

„Herr Kekulé, die beiden neuen Impfstofftypen sorgen für etwas Verwirrung. Der eine (den Moderna und BioNTech anbieten) ist auf die BA.1-Variante modifiziert, der andere (der nur von BioNTech kommt) ist an den derzeit weltweit dominanten Subtyp BA.5 angepasst. Welcher ist denn besser?

Beide sind grundsätzlich sichere Impfstoffe, die als Booster, als die sie ja vorgesehen sind, gut wirken. Bei den BA.1-Studien hat man gesehen, dass sich die Zahl der neutralisierenden Antikörper verzehnfacht. Allerdings streiten sich die Fachleute, ob die Modifikation auf die BA.5-Variante überhaupt nötig war. Denn man sieht beim BA.1 im Vergleich zum Wuhan-Impfstoff, mit dem ja bislang geboostert wurde, nur etwa 1,5-fach erhöhte Antikörper. Das dürfte für den Schutz vor schwerer Erkrankung keinen Unterschied machen. Beide Impfstoffe sind übrigens bivalente Vakzine. Das heißt, sie wirken auf die spezielle Omikron-Variante und parallel dazu auch gegen das Ursprungsvirus. Das ist ein Vorteil.

Bei dem BA.5-Vakzin gab es aber ein besonderes Zulassungs-
verfahren [...]

*Ja, das ist richtig. Die amerikanische Gesundheitsbehörde **FDA**
hatte diesen Impfstoff explizit eingefordert. Und im Gegenzug wurde
angeboten, ,auf klinische Studien zunächst ganz zu verzichten.
Deshalb gibt es zu diesem Impfstoff keine klinischen
Zulassungsdaten, sondern man hat die Wirkung nur
in Tierversuchen gezeigt.'*

*Die europäische Arzneimittelbehörde EMA hat dieses Verfahren
eigentlich abgelehnt und wollte den BA.5-Impfstoff ohne klinische
Studien, in denen die Wirksamkeit und Sicherheit am Menschen
nachgewiesen wird, nicht zulassen. Nun hat sie es doch getan, was
mir unverständlich ist.*

Warum?

*Sehen Sie, wir sprechen hier weiterhin von Notfallzulassungen und
ich frage mich, welcher Notfall hier vorliegt. Den BA.5-
Impfstoff hätte es angesichts des relativ guten BA.1-Impfstoffs
eigentlich nicht unbedingt gebraucht. Und selbst bei dem ist ja
**nicht nachgewiesen, dass er besser vor schweren
Verläufen schützt als die bisherigen Vakzine.***

***Man ging offenbar nach dem Motto vor: Wenn der eine wirkt, wird
es der andere wohl auch [...]***

*Eine solche „Expertenschätzung" ist beim Fehlen belastbarer
Daten nicht unüblich, aber die Frage ist, ob man bei diesen
neuartigen mRNA-Impfstoffen so vorgehen sollte. Es ist weder
klar, dass die BA.5-Vakzine besser schützen, noch kann man
ausschließen, dass die bekannten Nebenwirkungen etwas häufiger
auftreten.*

*Für eine seriöse Nutzen-Risiko-Bewertung hätte ich
mir eine bessere Datengrundlage gewünscht.*

Diese nochmals angepassten Impfstoffe zuzulassen war auch eine

politische Entscheidung.

[…] Wenn die schweren Erkrankungen und Todesfälle nicht stärker zunehmen, ist nach meiner Definition die Pandemie vorbei."

So kennt man Prof. Kekulé – dem Establishment verpflichtet rät er zum Boostern, weist allerdings darauf hin, dass die neuen Impfstoffe ohne klinische Studien per Notfallzulassung zum Impfen freigegeben worden sind. Da fragt sich der neugierige Laie, wie man auf der Basis solch wenig belastbarer Zulassungsdaten überhaupt Aussagen treffen kann über Nebenwirkungen oder Schutz vor schweren Verläufen bei **neu zugelassenen Impfstoffen – innerhalb der Gruppe der tatsächlich harmlosen Omikron-Varianten, d. h., warum sollte sich jemand damit überhaupt impfen lassen?**

Schade – auch nach diesem Interview frage ich mich, ob Prof. Kekulé gelegentlich auch die Corona-Zahlen in anderen Ländern mitverfolgt hat. Das Portal „Factsheed Austria" hat die Daten für **Israel** im Mai 2022 ausgewertet. Demnach entfallen auf „Geimpfte"

> ➢ 94 % der positiven COVID-Tests
> ➢ 79 % der COVID-Hospitalisierungen
> ➢ 82 % der COVID-Sterbefälle.

Zurück zu Ihrem „Quantensprung". Der Artikel der Heidelberger Zeitung datiert vom **02.09.2022**. Der amerikanische Präsident Joe Biden hat Mitte September das Ende der Pandemie verkündet.

Sie, Herr Professor, haben noch am **08.11.2022** geäußert, dass die derzeitigen bivalenten Impfstoffe (Wuhan- und BA.1 und Ba.5) auch gegen die mögliche neue Variante BQ1.1 gut wirken.

Und am **22.11.2022** teilen Sie mit:

„Die Impfung schützt nicht mehr vor der Ansteckung. Wenn sie nicht mehr vor der Ansteckung schützt, dann gibt es auch keinen Grund mehr dafür in diesen Einrichtungen!"

(Anm.: *„...eine Impfpflicht für das Personal aufrecht zu erhalten"*).

Aufgrund dieser Äußerungen müssen Sie sich unbequemen Fragen stellen:

Welchem Phantom sind Sie ein halbes Jahr lang hinterhergelaufen?

War es nicht absehbar, so wie bei Grippeimpfungen, dass die per Notfallzulassung durchgepeitschten Impfstoffe aufgrund Mutationen nicht lange wirksam sein können?

➤ Ist der Rückgang der Hospitalisierungen und Todesfälle nicht eher auf den Charakter der harmlosen Omikron-Variante und der vermutlich stattgefundenen Grundimmunisierung zurückzuführen als auf das Impfen selbst?

➤ Haben Sie jemals die Impfnachrichten unserer Nachbarländer wie auch der aus Übersee, z. B. Australien, mitverfolgt und analysiert? 100 % der wegen COVID ins Krankenhaus eingelieferten Personen waren dort geimpft – **nicht eine einzige ungeimpfte Person wurde hospitalisiert!**

➤ Oder haben Sie Ihre Meinungsbildung und Ihr Handeln abhängig gemacht von den Einflüssen der Pharmalobby, die, man glaubt es kaum, nicht nur **kritisiert**, dass die Zulassungsbehörden einen **Beweis** der Wirksamkeit und Unbedenklichkeit der neu entwickelten Impfstoffe erwarten, sondern auch noch **fordert,** dass man bei künftigen Änderungen der BioNTech-Impfstoffe auf Studien am Menschen verzichten soll?

➤ Ist Ihnen dadurch die Objektivität bei der Einschätzung der aktuellen Gesundheitslage **vollends** abhanden gekommen?

Insoweit ist auch das Urteil des Mainzer Landgerichts (RNZ vom 23.08.23) wirklich nicht das Papier wert, auf dem es gedruckt wurde!

Der amerikanische Präsident Joe Biden hat Mitte September 2022 das Ende der Pandemie verkündet – die Pharmalobby aber beharrt auf einem Fortbestehen der Pandemie – auch in Deutschland – aus rein kommerziellen Gründen!

Dabei wird es für die Impfstoffhersteller zunehmend schwieriger, wirksame Vakzine auf der Grundlage der aktuellen Varianten herzustellen – t-online beleuchtet am 05.07.23 über Martin Küper das Problem:

„Die Mutationen gefallen mir gar nicht"

NEUE CORONA-VARIANTE BEUNRUHIGT FACHLEUTE

„Noch bestimmt Omikron BA.5 das Corona-Geschehen in Deutschland. Doch die nächste beunruhigende Variante ist schon da.

Sie verbreitet sich ungewöhnlich schnell.

*[...] Fachleute äußern sich besorgt über die Omikron-Variante BA.2.75, die Anfang Juni zuerst in **Indien** entdeckt und mittlerweile in sieben Ländern nachgewiesen wurde – auch in Deutschland.*

„Noch bevor wir mit der BA.5-Welle durch sind, müssen wir uns vielleicht schon auf die nächste vorbereiten", *schreibt auf Twitter der Molekularbiologe Ulrich Elling, der sich auf die Sequenzierung von Corona-Proben spezialisiert hat. Ist BA.2.75 eine Variante, die uns Sorgen machen sollte?*

„Die beobachteten Mutationen gefallen mir gar nicht." *Im Vergleich zu seinem „Vorfahren" BA.2 weise BA.2.75 **acht** Mutationen am Spike-Protein auf – bei BA.5 seien es im Vergleich zu BA.2 nur drei Veränderungen an dieser Stelle, so Elling.*

[…] Veränderungen in diesem Bereich können dafür sorgen, dass das Virus vom Immunsystem schlechter erkannt wird. „Schon drei Mutationen können einen großen Unterschied machen, wie BA.5 zeigt", *erklärt Elling.* „Die insgesamt **elf** Mutationen von BA.2.75 könnten also eine neue Infektionswelle auslösen, weil eine Infektion mit BA.5 kaum dagegen schützen dürfte."

Laut der US-Forschungseinrichtung „Bloom Lab" könnten vor allem zwei Mutationen von BA.2.75 gefährlich werden: G446S und R493Q. So dürfte G446S die **Immunflucht** *der Variante deutlich erhöhen, während es R493Q dem Virus noch einfacher mache, an menschliche Zellen zu binden:* „Zum Vergleich: BA.4 und BA.5 können dem Immunsystem etwa drei Mal besser entgehen als BA.2", *schreibt „Bloom Lab" auf Twitter.* „Unserem Modell zufolge dürfte BA.2.75 noch einmal denselben Effekt haben".

Britische Gesundheitsbehörde beobachtet BA.2.75

Ungewöhnlich an BA.2.75 ist auch, dass sich mit ihr eine Variante der **zweiten Generation** *global verbreitet. Bislang sei dies nur Varianten gelungen, die sich genetisch deutlich von ihren Vorgängerinnen unterschieden.* „Die Tatsache, dass eine Variante der zweiten Generation sich bei der Übertragung durchsetzt, ist **alarmierend"**, *schreibt der Virologe Shay Fleishon auf Twitter.* „Das heißt, selbst wenn sich BA.2.75 nicht durchsetzt, **könnte dies einer anderen Variante der zweiten Generation gelingen"!"**

Nachdem alle diese Experten, die den Verlauf der Mutationen labormäßig verfolgen, die Schutzwirkung bisheriger oder aktueller, neu entwickelter Impfstoffe eher anzweifeln,

stelle ich hier die rein rhetorische Frage:

Haben die Impfstoffhersteller obige Erkenntnisse bei der Markteinführung der aktuellen Herbstvakzine berücksichtigen können?

Noch gibt es keinen Grund für Panik, weder in Indien noch in Deutschland. Am 31.08.2023 lautet eine Schlagzeile der Heidelberger Zeitung:

GRIPPE, SCHNUPFEN – UND AUCH NOCH CORONA

Erreger von Atemwegserkrankungen haben im Herbst und Winter wieder leichtes Spiel – Sars-CoV-2 nicht unbedingt an erster Stelle.
(Von Gisela Groß)

„Berlin. Erleichterung hat sich breitgemacht. Der internationale Gesundheitsnotstand wegen Sars-CoV-2 ist seit Monaten beendet.

*[…] Fachleute sehen immer noch eine sehr breite Grundimmuni-sierung aus Impfungen und Infektionen in Deutschland. Das heißt aber nicht, dass man sich nicht mehr anstecken kann. Sondern, dass man als grundsätzlich gesunder Mensch i. d. R. **nicht sehr schwer erkrankt**.*

[…] „Für Panik gibt es gerade keinen Grund, wir haben es eigentlich geschafft. Wir sind in der endemischen Phase", *sagt Carsten Watzl, Generalsekretär der deutschen Gesellschaft für Immunologie.* „Aber wir sind noch nicht auf dem Schnupfen-Niveau, wir sind auf dem Grippe-Niveau". *Es könne sein, dass man mit Covid-19 ein paar Tage ausfalle.*

[…] „Bisher habe ich keine neue Variante gesehen, bei der ich Bauchschmerzen kriegen und zu besonderer Wachsamkeit mahnen würde", *sagt Watzl.*

[…] Die WHO stufte zunächst EG.5, auch Eris genannt, zu einer von nunmehr drei <u>Virusvarianten von Interesse</u> hoch. Wegen des Wachstumsvorteils und Immunfluchteigenschaften könnte EG.5 wieder für mehr Fälle sorgen und in einigen Ländern oder sogar weltweit dominant werden.

*Deutlich stärker mutiert ist die neue Variante **Ba.2.86**. Die WHO stufte sie vorige Woche als eine von derzeit s i e b e n <u>variants under monitoring</u> ein. BA.2.86 weise im Vergleich zu den nächsten Varianten knapp **3 0 Veränderungen im Spike-Protein auf,** sagte ein Spezialist für Corona-Varianten, Richard Neher aus Basel.*

[…] Manche fühlen sich bei BA.2.86 an die Anfangszeit von Omikron erinnert. Omikron bedeutete einen großen Sprung in der Virus-entwicklung und verbreite sich extrem schnell, weltweit!!

(Anm.: Läutete aber das Ende der Pandemie ein)

Doch das muss sich nicht wiederholen.

[…] Prognosen über den Verlauf von Grippe- und Corona-Wellen sind schwierig. V i r e n e n t w i c k e l n s i c h w e i t e r.

[…] „Wir werden weiter ein gewisses Auf und Ab erleben", meint auch der Bremer Epidemiologe Hajo Zeeb. Doch solange keine gänzlich andere Variante entstehe, sehe er keine neue pandemische Situation. „Aber wachsam müssen wir schon bleiben".

Was die Intensivstationen betrifft, so rechnet auch Christian Kara-giannidis[5] in den kommenden Monaten „immer wieder mit einzelnen Fällen, vor allem bei i m m u n g e s c h w ä c h t e n P a t i e n t e n aller-dings in keiner Weise vergleichbar mit der Pandemie". Im Vorder-grund des Geschehens erwarte er vielmehr Grippe und bei Kindern

---

[5] Christian Karagiannidis ist ein deutscher Facharzt für Innere Medizin, Pneumologie und Intensivmedizin. 2021 wurde er als Präsident der Deutschen Gesellschaft für Internistische Intensivmedizin und Notfallmedizin in den Corona-Expertenrat der deutschen Bundes-regierung berufen. 2024 wurde er in das Nachfolgegremium berufen, den Expertenrat Gesundheit und Resilienz.
(https://de.wikipedia.org/wiki/Christian_Karagiannidis)

das Respiratorische Synzytial-Virus[6] (RSV). Alle drei Atemwegs-erreger könnten zu Personalausfällen führen."

Wenig besorgniserregend sieht auch der Virologe Prof. Kekulé die weitere Entwicklung.

t-online berichtet am **26.09.2023** aus einem Interview von Christiane Braunsdorf über seine Einschätzung: Corona ist zurück

VIROLOGE KEKULÉ RÄT ZU MASKEN IM ÖPNV

„Herr Kekulé, was erwartet uns im Herbst?

Ich rechne damit, dass jetzt eine Herbstwelle an Atemwegs-erkrankungen beginnt. Nicht nur durch Covid, sondern auch durch Influenza, RSV und gewöhnliche Erkältungsviren.

Allgemein dachte man: Corona ist vorbei.

Nein, Corona ist gekommen, um zu bleiben. Das neue Virus hat sich jetzt neben den alten Bekannten eingereiht und wird uns noch lange plagen.

Wie schwer kann diese Herbstwelle werden?

Es wird nicht noch einmal zu einer Gefährdung der kritischen Infrastruktur kommen. Ich rechne auch nicht mehr mit einer Überlastung der Intensivstationen. Wir brauchen auch definitiv keine neuen Corona-Maßnahmen. Aber klar ist: Man kann dieses Virus auch nicht einfach so durchlaufen lassen.

Warum nicht? Es heißt doch, wir haben eine Grundimmuni-sierung?

---

[6] Das Humane Respiratorische Synzytial-Virus ist ein umhülltes Virus, das den Atemtrakt befällt, vor allem die Schleimhäute der oberen Atemwege und das Flimmerepithel der Luftröhre und der Bronchien. Dort bewirkt es unter anderem eine Verschmelzung der betroffenen Zellen zu Synzytien, was dem Virus seinen Namen gab. Der Mensch gilt als einzig relevantes Reservoir. (https://de.wikipedia.org/wiki/Humanes_Respiratorisches_Synzytial-Virus)

*Das ist richtig, aber die neuen Varianten tricksen immer wieder unser Immunsystem aus. Auch den angepassten Impfstoffen ist SARS-CoV-2 **immer eine Nasenlänge voraus.***

Es ist bislang also kein normales Erkältungsvirus?

Nein, das wäre eine gefährliche Verharmlosung. Für ältere Menschen und andere Risikopersonen ist eine Covid-Erkrankung immer noch gefährlicher als die Grippe […]

Warum funktioniert die Grundimmunisierung nicht wirklich?

*Eine Grundimmunisierung, also **zwei Impfungen**, schützt nur **wenig** vor neuen Varianten. Wenn man zusätzlich geboostert wurde oder eine Corona-Infektion hatte, weitet sich der Schutz auch auf neu entstehende Varianten aus. Unser Immunsystem hat dann irgendwann verstanden, woran es ähnliche Varianten erkennen kann. […] Zugleich versucht das Virus, dem immer schlauer werdenden Immunsystem zu entkommen.*

Und es gelingt ihm immer wieder?

Ja, das ist bei allen Erregern so, mit denen man sich alle Jahre wieder anstecken kann. Die bilden ebenfalls ständig neue Varianten. Das hat aber nicht jedes Mal einen medialen Aufschrei zur Folge.

Nun ist Pirola plötzlich auf dem Schirm der besorgten Experten. Was kann diese Variante?

Ich bin da nicht so besorgt wie manche Kollegen. Die meisten Varianten, vor denen dramatisch gewarnt wurde, haben sich später als epidemiologische Rohrkrepierer entpuppt.

[…] Den Menschen wegen jeder neuen Mutation Angst zu machen, ist nicht gerechtfertigt. Auch die Vergabe der gefährlich klingenden Namen <u>ist hauptsächlich Eigen-PR der sogenannten Virusjäger.</u>

BA.2.86, wie Pirola bei Virologen heißt, hat viele Mutationen und könnte deshalb theoretisch Geimpfte und Genesene infizieren.

Stark mutierte Varianten haben glücklicherweise oft das Handicap, dass sie sich weniger schnell vermehren [...].

Wie gefährlich kann Pirola werden?

*Wie alle neuen Corona-Varianten, die ja **ausnahmslos** Nachkommen der **weniger gefährlichen** Omikron-Varianten sind, verursacht auch BA.2.86 keine schwereren Verläufe. Deshalb ist die Pandemie, im Sinne einer Gesundheitskrise, ja auch zu Ende.*

Dennoch sagen Sie: Das Coronavirus – egal ob jetzt Eris oder Pirola – kann man nicht so durchlaufen lassen [...]

Nein, wir müssen Corona weiterhin ernst nehmen, weil es für die Risikogruppen gefährlich ist und wir nicht wissen, wie häufig und schwer Long Covid als Folgeerscheinung der aktuellen Infektionswellen sein wird. Deshalb sollten sich Menschen mit besonderem Risiko mit den jetzt verfügbaren aktualisierten Impfstoffen boostern lassen.

Die Stiko sagt: ab 60 Jahre?

Es ist schwierig, hier eine allgemeine Empfehlung auszusprechen. Wer in den letzten sechs Monaten Corona hatte, braucht sich eigentlich diesen Herbst nicht impfen zu lassen. Die anderen schützt die Impfung vor einem schweren Verlauf, auch mit den neuen Varianten. <u>Wer lieber mit Covid eine Woche ziemlich krank im Bett liegt oder schlimmstenfalls sogar ein paar Tage im Krankenhaus verbringt, kann auf die Impfung verzichten.</u>

[...] Mein Appell lautet aber dennoch: Wer krank ist, bleibt zu Hause! Andere Menschen mehr oder minder vorsätzlich anzustecken [...] ist kein Kavaliersdelikt, zumindest das sollten wir aus der Pandemie gelernt haben. Zu dieser Rücksichtnahme sind aber nicht alle bereit. Deshalb sollten Risikopersonen und alle, die keine Lust auf Kranksein haben, im ÖPNV und bei anderen Menschenansammlungen in geschlossenen Räumen während der Erkältungssaison eine Maske tragen."

Auffallend an diesen Ausführungen von Prof. Kekulé ist, dass er Worte wie „Intensivstation" oder „tödliche Verläufe der Infektionen" vermeidet!

Als Nichtakademiker will und kann ich mich nicht auf die Stufe eines Virologen begeben und mich schon gar nicht in eine Streitgespräch mit solch einem Experten einlassen. Weil ich mich aber seit Beginn der Pandemie schon vor dem Start der Impfkampagnen mit dem Thema beschäftigt und Fakten aus diversen Quellen gesammelt habe, fühle ich mich veranlasst, auf einige „Ungereimtheiten" in solcherart Interviews hinzuweisen – ich befürchte, dass auch auf Prof. Kekulé ein Bumerang zurückfällt, und zwar aus dem Bereich **Immunsystem**!

In einem Leserbrief der Heidelberger Zeitung vom 04.11.2023 war zu lesen:

ICH HATTE HERZRASEN

(Zu Post-Covid-Erfahrungen, RNZ v. 31.10.23)

*„Den Bericht Post-Covid-Erfahrungen aus der Heidelberger Schmieder-Klinik kann ich aus eigener Erfahrung nur bestätigen. Trotz **Vierfach-Impfung** schnappte ich vor 4 Wochen das Virus mit neuer Variante auf mit Symptomen ähnlich wie bei meiner ersten Corona-Erkrankung, die ich nach knapp 2 Wochen gut überstand. Nur Nachwirkungen wie jetzt hatte ich keine. Nach dem negativen dritten Test vor gut zwei Wochen plötzlich sehr hoher Blutdruck trotz Medikamente, Gliederschmerzen, Herzrasen und auch bei leichten Spaziergängen Konditionsschwächen, die ich vorher nicht kannte, verbunden mit Schwindel. Bei dringenden Arztbesuchen, Hausarzt wie auch HNO wurde mir bestätigt, dass Corona wieder in stärkerem Maße auftritt. Vielleicht sollte man zwischendurch dann doch immer mal auf Vorsichtsmaßnahmen wie Maske und Abstand hinweisen."*

K.-D. F. Hirschberg

Der Bericht über die Schmieder-Klinik von der RNZ vom 03.10.23 lautet:

„POST-COVID SIEHT MAN NIEMANDEM AN"

Vor allem jüngere Menschen sind betroffen – Defizite bei Konzentration und Kondition

*„Die Corona-Pandemie erscheint vielen Menschen mittlerweile wie ein böser Traum. Ganz anders sieht es für die Experten der Heidelberger Schmieder-Klinik aus. Sie versuchen, Menschen mit gravierenden Post-Covid-Erkrankungen zu helfen. Bei den Patienten liegen die Ergebnisse von vielen medizinischen Untersuchungen und Tests häufig im **normalen Bereich**, doch sie klagen über Müdigkeit und Schmerzen.*

[…] Es gibt zwei Formen der Spätfolgen nach einer Covid-Erkrankung:

*Patienten, die mit einer schweren Form auf der Intensivstation eventuell künstlich beatmet wurden, brauchen meist einige Zeit, bis sie die Folgen überwunden haben und wieder gesund sind. Anders ist es bei Post-Covid-Patienten, die oft <u>nur</u> eine leichte Form der Corona-Erkrankung durchlaufen haben, doch in den folgenden Wochen und Monaten unter Müdigkeit, Erschöpfung, Herz- und Atemproblemen, Gelenk- und Muskelschmerzen leiden – **ohne** eindeutigen diagnostischen Befund.*

*[…] Patient Sven war von Beruf Programmierer und in seiner Freizeit ehrenamtlich bei der freiwilligen Feuerwehr aktiv. Im Jahr 2021 erkrankte er das erste Mal an Covid. „Ich hatte Schüttelfrost, leichtes Fieber und Gliederschmerzen …, nach vier Tagen waren die Beschwerden vorbei". Drei Wochen nach der **zweiten Impfung** infizierte er sich **erneut** mit einem Corona-Virus, dieses Mal spürte er die Erkrankung **kaum.** Doch kurze Zeit später fühlte er sich nicht mehr wohl. Er hatte Probleme mit der Kondition und Konzentration.*

(Anm.: Er joggte täglich ca. 16,5 Kilometer.)

[…] Dann brach Sven in der Firma zusammen […] "

(Anm.: Sven weiß, dass er in nächster Zeit nicht arbeiten kann und hofft auf Fortschritte durch die ausgeklügelte Therapie.)

Diese zwei Beispiele kann man sicherlich nicht verallgemeinern, die geschilderten Details aber zeigen unmissverständlich das Dilemma der Impfungen auf – wir erinnern uns an die Nakahara-Studie von Oktober diesen Jahres, in der praktisch alle zweimal Geimpften Schädigungen im myokardialen Bereich aufwiesen, wie auch auf die in meinem Buch „Tarnkappenjäger" auf Seite 192 hingewiesene Studie, wonach Covid-19 keine Atemwegserkrankung ist, sondern eine Gefäßerkrankung, die das Endothel in allen Organen schädigt – auch wenn man das **Spike-Protein allein, ohne Virus, in den menschlichen Organismus einbringt!**

Frau Dr. Elisabeth Eads ist eine amerikanische, engagierte und mutige, auf das Corona-Virus spezialisierte Ärztin, die bereits im März 2022 darauf hinwies, dass – als Ergebnis einer Studie der britischen Gesundheitsbehörde – Personen im Alter von 30 bis 70 Jahren nach der Auffrischungsimpfung etwa **70 %** ihres **Immunsystems** verloren haben! Sie war auch eine der Ersten, die das Schlagwort von Impf-AIDS geprägt hatte – nicht als neuen AIDS-Erreger, sondern als Nachweis für die erworbene Schädigung des Immunsystems durch Impfungen:

Spätfolgen wie Schlaganfall, Herzinfarkt oder Autoimmunerkrankungen können selbst nach ein, zwei oder drei Jahren nach der Impfung auftreten!

Prof. Andreas Radbruch ist ein ausgewiesener Fachmann im Bereich des Immunsystems und hat schon im August **2021** aufgedeckt:

„Tatsächlich ist nicht klar, für wen die dritte Impfung sinnvoll ist. […] Man kann auch zu viel impfen. […] Weitere Impfungen werden

*sinnlos. Das sehen wir z. B. bei TETANUS. [...] Zum anderen berge auch jede Immunreaktion (also nicht nur **die nach einer Impfung**, sondern auch nach einer **Infektion**) das – wenn auch geringe Risiko einer **Entgleisung des Immunsystems**".*

(Seite 135 ff. meines Buches „Tarnkappenjäger").

Als Pharma-Referent mit fast 30-jähriger Erfahrung darf ich solche Aussagen mit einem klaren Statement bewerten:

NACH DER DRITTEN IMPFUNG WIRD
DAS RISIKO UNKALKULIERBAR!

Um diese These zu bestärken, bringe ich hier die Aussagen von Prof. Radbruch von Februar **2022**:

„Und das wissen wir als Immunologen seit vielen Jahren aus der Erfahrung mit vielen Impfstoffen: DAS IMMUNSYSTEM PASST SICH DER DAUERNDEN BOOSTEREI AN UND REAGIERT AM ENDE GAR NICHT MEHR."

Im Januar 2022 sagt der Experte:

„Der Impfstoff wird von den Antikörpern abgefangen, bevor er eine Immunreaktion auslösen kann. Ab einer gewissen Konzentration von Antikörpern riegelt das Immunsystem ab und es werden keine neuen mehr gemacht.

Das sogenannte immunologische Gedächtnis ist dann gesättigt."

Heißt: *„Wer genug Antikörper hat, kann mit weiteren Impfungen den Schutz nicht mehr erhöhen"*. Allerdings können die **Nebenwirkungen einer Impfung** wieder auftreten, auch wenn es keine spezifische Immunreaktion mehr gibt. Und das kann **unangenehm** sein, erklärt Prof. Radbruch!

Wegen meiner Sympathie für Prof. Radbruch, die subjektive Züge trägt, kann ich seine Aussagen, als epidemiologischer Laie, aber mit fast 30-jähriger Erfahrung als Pharma-Referent, zwingend als logisch einstufen, wobei er mit seiner Aussage zu Nebenwirkungen von Impfungen (Anm.: LONG COVID) schon damals **voll ins Schwarze getroffen hat!**

Zum noch besseren Verständnis eher für medizinisch-vorgebildete Zeitgenossen bringe ich nun das Interview mit Prof. Radbruch vom **30.03.2022** auf cicero.de, wo es um die allgemeine Impfpflicht ging:

DAS RISIKO-NUTZEN-PROFIL VERSCHIEBT SICH IN EINE UNGÜNSTIGE RICHTUNG

„Herr Radbruch, Sie haben sich im Bundestag gegen eine Impfpflicht ausgesprochen. Warum?

*Die Impfpflicht birgt aus meiner Sicht eine Reihe von **Nachteilen**. Zum einen bringt das Impfen für den Fremdschutz auf Dauer gar nichts. Es schützt den Geimpften zwar gut vor einem schweren Verlauf, aber eben nur ihn selbst. Es schützt nur kurz davor, infiziert zu werden, und auch die Viruslast Infizierter ist genauso hoch. Wenn sich ein Geimpfter infiziert, versprüht er genauso viel Viren in seine Umgebung wie ein Ungeimpfter.* […]

(Anm.: Jede Impfkampagne feuert die Pandemie von Neuem an.)

*Außerdem: Wir sprechen über eine Impflücke von maximal 15 %, wahrscheinlich sogar weniger, weil es eine hohe Dunkelziffer an Menschen gibt, die infiziert waren und deren Immunstatus damit mindestens gleichwertig dem der Geimpften ist. Ein regelmäßiges Boostern – das dann ja drohen würde – ist aus meiner Sicht immunologisch **nicht förderlich**.*

*Mir fehlt in dem Punkt ein bisschen die **Kompetenz** bei den Leuten, die über die Ausgestaltung der Impfpflicht entscheiden.*

Warum ist häufiges Boostern aus Ihrer Sicht problematisch?

*Es ist immunologisch gesehen unsinnig, spätestens ab der **vierten** Impfung tritt ein Sättigungseffekt ein. In einer israelischen Untersuchung wurde vor Kurzem die Effizienz der vierten Impfung gegen Omikron beschrieben. Sie ist **nicht besonders eindrucksvoll.***

*Die zweite Impfung legt einen guten Grundstein. Wenn man dann wartet, dass das Immunsystem reagiert und erst nach sechs Monaten ein **drittes Mal** impft, hat man einen ordentlichen Schub, und dann ist das Immunsystem „satt".*

Könnte häufiges Boostern sogar zu einem gegenteiligen Effekt führen?

*Auch das wäre möglich. Die **„antigene Sünde"**, so der Fachbegriff, beschreibt einen Effekt, bei dem sich das Immunsystem auf einen bestimmten Impfstoff prägt. Wenn man nun dauerboostert, bis das Immunsystem wirklich übersättigt ist, und dann eine Variante käme, die sehr ähnlich, aber gefährlicher wäre, könnte man mit diesem Impfstoff nichts mehr erreichen,* selbst wenn man einen angepassten nehmen würde! *[…] So würde einem die Flexibilität verlorengehen, adäquat auf **neue** Varianten zu reagieren. Deshalb ist dieses dauernde Boostern nicht gut. Schon gar nicht „blind",* also ohne dass man Informationen darüber hat, wie gut der Immunstatus eigentlich ist vor dem Boostern.

Halten Sie eine verpflichtende Impfung für Genesene für gerechtfertigt?

*Nein. Im vergangenen Jahr gab es eine Studie in „Nature", die gezeigt hat, dass die meisten Genesenen eine sehr stabile Immunität aufbauen. Es klingt jetzt brutal, **aber aus immunologischer Sicht ist das Virus der beste Impfstoff, besser geht es nicht.** […] Es induziert nach dem Kontakt **Antikörper**, **T-Zellen** und **Killerzellen**. […]*

Andererseits können in manchen Fällen Nebenwirkungen auftreten. Wie schätzen Sie deren Relevanz ein?

*Auch das habe ich in der Bundestagsanhörung angesprochen. In dem zuvor genannten israelischen Papier wird berichtet, dass **80 %** der **viermal** Geimpften **lokale** Nebenwirkungen hatten, **40 %** sogar **systemische**. Wenn man immer wieder nachboostert, erhöht man die Wahrscheinlichkeit für solche Nebenwirkungen. […] Wenn man irgendwann überhaupt keinen spezifischen Effekt mehr erzielt, sondern **nur noch Nebenwirkungen**, wird es doch **sinnlos**.*

Das Nutzen-Risiko-Profil verschiebt sich in eine ungünstige Richtung.

Aber sind neutralisierende Antikörper nicht der entscheidende Faktor, wenn es darum geht, wie schwer oder milde ein Covid-Verlauf ist?

*Neutralisierende Antikörper schützen uns vor Infektionen als solche. Aber das Virus kommt durch die **Atemluft**, und eine Infektion wird nur verhindert von neutralisierenden Antikörpern **in der Schleimhaut der Atemwege**. Wir wissen aber, dass die Konzentration der Antikörper dort nicht mit der Konzentration der Antikörper im **Blut** korreliert.*

[…] Aus den Atemwegen verschwinden die Antikörper relativ schnell wieder, wir sind dann nicht mehr vor einer Infektion geschützt. Im Blut dagegen bleibt die Antikörperkonzentration nach dem Abklingen der Immunreaktion langfristig stabil. Der Spiegel der nach einer Infektion zunächst gebildeten Antikörper im Blut fällt zunächst innerhalb weniger Monate ab. Dies ist normal und ein Zeichen dafür, dass das Immunsystem gut arbeitet. Durch die sogenannte klonale Selektion werden dabei mit der Zeit vom Immunsystem Zellen hervorgebracht, die besonders bindungsstarke Antikörper herstellen.

Was zeichnet diese Art der Antikörper aus?

*Die durch diese Zellen gebildeten Antikörper binden **so stark, dass mit lediglich einem Zehntel der Menge an neutralisierenden Antikörpern eine hundertmal stärkere Bindung möglich ist.** Mit dieser breiten Immunität ist das Immunsystem in der Lage, den Körper nicht nur vor dem Originalvirus, **sondern auch vor künftigen Varianten zu schützen!***

*Der **Reifungsprozess**, der diese Zellen ausbildet, dauert jedoch einige Zeit, und es ist nicht ratsam, diesen Prozess durch ständige Wiederholungsimpfungen zu **unterbrechen**."*

(Das Gespräch führte Janina Lionello)

Besser kann man die Entgleisungen des Immunsystems durch dauerndes Impfen nicht beschreiben, zudem: Erkennen wir in den letzten Aussagen dieses Fachmanns eine nicht zu übersehende Tendenz in Richtung einer wissenschaftlich fundierten Annäherung an die **Naturheilkunde**?

Dreh- und Angelpunkt bei der Diskussion um das Für und Wider bezüglich der Impfungen wie auch bei der Bekämpfung der Pandemie/Endemie grundsätzlich ist das **Immunsystem.**

Um diese These jedermann deutlich zu machen, bringe ich hier ein prägnantes Beispiel:

Die Heidelberger Zeitung veröffentlichte am 29.10.2023 folgenden, meine These bestätigenden Beitrag, von Julia Lauer:

DANK CORONA WENIGER EXTREM FRÜHE GEBURTEN

„Während der Pandemie ging die Zahl signifikant zurück – Neonataloge Gille: Möglicherweise wirkten sich die Hygienemaß-nahmen auf das Mikrobiom im Unterleib aus.

*Kinder, die vor der 37. Schwangerschaftswoche und die damit mehr als **drei Wochen** zu früh zur Welt kommen, gelten als **Frühge-borene!** [...]*

(Anm.: Unser Sohn ist 4 Wochen zu früh per Kaiserschnitt entbunden worden und hat sich prächtig entwickelt).

*Die Zahl der **extrem früh** geborenen Kinder ging zuletzt zurück. Im Interview erklärt Christian Gille, Professor für Neonatalogie am Heidelberger Uni-Klinikum, woran das wohl liegt, wie er den kleinsten Patienten hilft und was sich in der Forschung tut.*

Herr Professor Gille, wie viele Kinder kommen zu früh zur Welt?

*Rund **zehn Prozent** der Menschen zählen als Frühgeburten – weil sie mehr als **drei Wochen** zu früh geboren werden. [...] Rund **ein Prozent** der Menschen weltweit wird **sehr früh** geboren. Diese Menschen werden kürzer als 30 Wochen im Mutterleib ausgetragen.*

*[...] In Deutschland, in vielen westeuropäischen Nachbarländern sowie in den USA beobachten wir bis zu **30 Prozent** weniger extrem frühe Geburten.*

Wie erklären Sie sich das, dass der Lockdown mit weniger Frühgeburten einherging [...] Wohin geht Ihre Vermutung?

*[...] Es gibt zwei Faktoren, die Frühgeburten auslösen können. Beispielsweise eine Schwangerschaftsvergiftung. Hier beendet man die Schwangerschaft vorzeitig, ehe Mutter und Kind gefährdet werden. Es kann aber auch vorkommen, dass die Fruchtblase vorzeitig platzt und Wehen einsetzen. Grund sind Infektionen im Geburtskanal. Sie werden oft von Keimen hervorgerufen, die dort natürlicherweise siedeln, die jedoch in der Schwangerschaft in eine Infektion umschlagen können. Vermutlich hängt das mit dem **abgeschwächten Immunsystem** zusammen, das notwendig ist, damit die Mutter ihr werdendes Kind nicht abstößt.*

[...] Sie sagen also, der Lockdown soll Einfluss auf die Zusammensetzung der Vaginalschleimhaut haben?

Das Mikrobiom ist normalerweise sehr stabil, doch das ist anders in der Schwangerschaft. Und das Mikrobiom im ganzen Körper hängt *zusammen. Wir wissen, dass das Mikrobiom auf den Eihäuten, die den Fötus umgeben, am stärksten dem Mikrobion in der **Mundhöhle** ähnelt. Nun erforschen wir, ob das Maske-Tragen sich auf Veränderungen der Mundschleimhaut und somit auf den Reproduktionsrat ausgewirkt haben könnte.*

[...] Und wenn Sie von Vorbeugung sprechen: Wie funktioniert das?

Bei der Schwangerschaftsvergiftung sind Immuntherapeutika in der Entwicklung, auch unter Heidelberger Beteiligung. Diese Medikamente sollen die Immunsysteme von Mutter und Kind in Einklang bringen. Bei den anderen Ursachen von Frühgeburten, wobei Keime in der Schwangerschaft zu Infektionen führen, arbeiten wir daran, das Mikrobiom im Geburtskanal so zu stabilisieren, dass es dem Infektionsgeschehen entgegenwirkt. Das ist ein vielversprechender Ansatz [...]"

Bei diesem Artikel der Heidelberger Zeitung fallen mir zwei Besonderheiten auf:

1) Wenn ich lese, dass bei der Schwangerschaftsvergiftung Immuntherapeutika in der Entwicklung sind, die Immunsysteme von Mutter und Kind in Einklang bringen sollen, bin ich doch etwas irritiert: Offensichtlich hat Professor Christian Gille, ohne dass ich seine Kompetenz infrage stellen wollte, noch nichts von der segensreichen Wirkung von Vitamin D3 gehört – oder will diese, aus welchen Gründen auch immer, nicht in den Mund nehmen!

Als ich mit 28 Jahren, 1982, die Fortbildung zum Pharma-Referenten in München absolvieren musste, war es **Allgemeingut**, dass Kinder, Patienten mit Vorerkrankungen, sprich Immungeschwächte, wie auch Schwangere, <u>nicht geimpft werden dürfen</u> – Ausnahme: Bei abgesicherter Notfalldiagnose!

Aufgrund der weltweit anerkannten Notfallsituation (vgl. die rigorose Einführung eines Impfstoffes gegen Covid-19 durch Trump, vor drei Jahren) gab es keine Hemmungen mehr, den in Windeseile produzierten Impfstoff explizit **bei Immungeschwächten** zu propagieren – trotz fehlender klinischer Studien!

Die STIKO empfiehlt, Stand **18.09.2023**:

„Während der Schwangerschaft besteht ein erhöhtes Risiko auf einen schweren COVID-19-Verlauf. Deshalb empfiehlt die STIKO für Personen im gebärfähigen Alter **ausdrücklich** *die COVID-19-Impfung, insbesondere bei Kinderwunsch, um bei einer zukünftigen Schwangerschaft optimal gegen COVID-19 geschützt zu sein [...]"*

WAS FÜR EINE PROVOKATION! WAS FÜR EINE KATASTROPHE!

Wir befinden uns in der Phase der Omikron-Variante! Diese ist, bis heute (16.11.2023) wenig besorgniserregend! (Vgl. Statistik am 16.11.2023!)

2) Die Brisanz dieser Zeitungsmeldung erschließt sich erst nach mehrmaligem Lesen – auch ich bin auf die emotional geprägte, für extrem zu früh geborene Baby-Frühversorgung hereingefallen. Erst am nächsten Tag habe ich die Brisanz dieser Zeitungsmeldung erkannt:

Wenn in der Zeitungsmeldung berichtet wird, dass bis zu 30 % weniger extrem Frühgeborene zu verzeichnen sind, bestätigt das die weltweit publizierte Tatsache, dass durch Corona, maßgeblich aber durch die Impfungen, bis zu 30 % mehr **Totgeburten** zu verzeichnen sind – insbesondere bei extrem Frühgeborenen!

Hier wurde, dank Marketingpsychologie, ein Negativum (Corona) in ein Positivum (weniger Stress mit extrem Frühgeborenen) umgestaltet. Jeder Pharma-Referent kennt diese Vorgehensweise aufgrund der Präparateschulungen!

Lassen wir diesbezüglich einem ausgewiesenen Kenner der Problematik die Ehre zu Teil werden, eine Lösung des Problems

aufzuzeigen: Dr. med. Raimund von Helden hat bereits 2011 (sic!)
in seinem Buch „Gesund in sieben Tagen" darauf hingewiesen:

[…] *„Darf eine Frau während der Schwangerschaft Vitamin D
einnehmen?*

*Versuche mit Hühnern haben gezeigt, dass es ohne Vitamin D in der
Nahrung zu schwerwiegenden Missbildungen und Absterben der
Embryonen kommt. Deshalb ist Vitamin D als Schutzfaktor für
Embryonen anzusehen!*

*Die Studie von BRUCE HOLLIS hat gezeigt, dass eine tägliche Gabe
von Vitamin D in der Schwangerschaft* **alle typischen Risiken**
*absenkt. Es kommt zu weniger Schnittentbindungen, weniger Kom-
plikationen, sofern Frauen* **6400** *Einheiten täglich bekommen.*

*Womit ist bei Diabetikerinnen zu rechnen? Die Anwendung von
Vitamin D verbessert die Insulinfunktion.* ***In der Schwangerschaft
vermindert Vitamin D das Risiko von Diabetes."***

Insoweit mutet die Denkweise von Prof. Gille, einen zusätzlichen
chemischen Wirkstoff zur Verbesserung der schwangerschafts-
bedingten Komplikationen entwickeln zu wollen, etwas befremdlich
an!

Wir müssen zurückkommen auf den t-online-Bericht vom
23.01.2023 von Christiane Braunsdorf:

Angeblich „unheilbar"

LAUTERBACHS CORONA-FAUXPAS SORGT FÜR KOPFSCHÜTTELN

„[…] Der Gesundheitsminister warnt vor einer **unheilbaren
Immunschwäche** *nach mehreren Corona-Infektionen.*

*[…] In der „Rheinischen Post" erklärte er: „*Es ist bedenklich, was
wir bei Menschen beobachten, die mehrere Corona-Infektionen
gehabt haben. Studien zeigen mittlerweile sehr deutlich, dass die

Betroffenen es häufig mit einer nicht mehr zu heilenden Immunschwäche zu tun haben."

(Anm.: Gemeint sind wohl Menschen, die mehrfach **geimpft** sind und mehrere Corona-Infektionen hatten – Ungeimpfte werden mit diesem Problem eher selten konfrontiert.)

Diese, Ihre Aussage wurde über die Süddeutsche Zeitung arg kritisiert.

Ich dagegen, als graues, schwaches Licht in der Akademiker-Szene, sehe hier ein positives Signal, was Ihre Kompetenz und wissenschaftliche Neugier angeht – tatsächlich schauen Sie doch gelegentlich **„über den Tellerrand"!**

Das muss gelobt werden – findet aber in der, durch den „Impfrausch" einäugig verblendeten Mainstream-Presse, wenig Akzeptanz.

Wenn ich Ihnen berichte, dass der neue Gesundheitsminister von Florida vor dem neuen Omikron-Impfstoff warnt, dass sogar die CDC – die amerikanische Gesundheitsbehörde – die Warnung ausspricht, dass **Geimpfte anfälliger durch die neuen Covid-19-Impfstoffe sind als Ungeimpfte,** dürfte sich diese Information bei Ihnen wohl kaum als **„Kometeneinschlag"** ausgewirkt haben.

Wenn Sie denn nun **alle wichtigen Infos** zu der unsäglichen Corona-Impfung haben – **warum reagieren Sie nicht konsequenterweise darauf?**

Der obige t-online-Bericht beinhaltet aber noch zusätzlich ein kleines Detail, das ich hier jetzt in den Vordergrund stellen muss. Unter dem Schlagwort:

IMMUNSYSTEM NACH INFEKTION AUSSER GEFECHT, wird erläutert:

„Diese Menschen tragen offenbar ein erhöhtes Risiko, erneut an einer Virusinfektion zu erkranken. Eine besondere Rolle spielen hier

*die **T-Zellen („Killerzellen") des Immunsystems,** die für die Virenabwehr zuständig sind. Sie produzieren Botenstoffe, die eine Virusinfektion abwehren können. Genau diese sind aber offenbar nach einer Corona-Infektion sehr lange geschwächt – in ihrer Funktion und Anzahl.*

Besonders schwere Krankheitsverläufe waren in der Delta-Welle zu beobachten. Das Immunsystem reagierte bei vielen der mit der Delta-Mutante Infizierten sehr heftig und schoss auch über. Das bewirkte eine Hyperinflammation – also eine besonders starke Entzündungsreaktion. Danach waren die Immunzellen zunächst erschöpft [...]"

Die Zusammenhänge von Sonnenlicht, Vitamin-D-Produktion und T-Zellen sind mir seit 2016 bekannt. (Vgl. mein Buch „Tarnkappenjäger", Seite 15!)

Was also spricht dagegen, Vitamin-D **bei allen immungeschwächten Menschen** hochdosiert und labormäßig überwacht einzusetzen?

Sie denken, wenn Sie diese, für Sie tabuisierte These lesen vielleicht an die Warnhinweise des RKI:

*„**Vorsicht**: Eine Überdosierung mit Vitamin-D-Präparaten kann zu einer VERGIFTUNG führen.*

Das RKI warnt: Bei einer übermäßig hohen Einnahme dieses Vitamins entstehen im Körper erhöhte Kalziumspiegel, die akut zu Übelkeit, Appetitlosigkeit, Bauchkrämpfen, Erbrechen oder in schweren Fällen zu Nierenschädigungen, Herzrhythmusstörungen, Bewusstlosigkeit und TOD führen können"!!!

Diese Aussagen sind eindeutig und alarmierend – doch stimmen sie auch mit der Realität überein? Oder handelt es sich wieder um gezielte Falschinformationen, um einen neuen **Mythos** zu begründen bzw. aufrechtzuerhalten –

BEI „NEUEN" VIREN HILFT NUR DAS IMPFEN MIT DER „NEUEN" M-RNA-TECHNOLOGIE

Aufgrund mehrerer Studien, darunter zwei unter Beteiligung des RKI, ist eine mehrmonatige Therapie mit bis zu 4.000 Einheiten Vitamin D täglich **unschädlich** (z. B., um die Herbst-Wintermonate zu überbrücken). Anderslautende Aussagen sind, nach meiner bescheidenen Einschätzung, Unfug oder „Beipackzettel-Lyrik", um eines der wichtigsten Naturheilmittel auf die Stufe der üblichen, mit möglichen, nicht enden wollenden Hinweisen auf Nebenwirkungen, verkauften chemischen Präparate stellen zu wollen!

Bis heute ist noch kein Mensch an überdosierter Vitamin-D-Gabe verstorben!

Auch die Zahl der Nierenschäden durch zu viel Vitamin D lässt sich,in den letzten Jahren an den Fingern einer Hand ablesen!

Die einzigen bestätigten **„Nebenwirkungen"** sind Verbesserungen beim **Diabetes-Status** und die Verhinderung einer vorzeitigen **Altersdemenz**!

Selbst wenn man die gefährdeten Patienten in Pflegeeinrichtungen, bei der Gabe von Vitamin D, bezüglich deren Vitamin-D-Spiegel, nicht lückenlos labormäßig überwachen kann, sehe ich das Nutzen-Risiko der Vitamin-D-Gabe als zig-fach günstiger an als das Risiko, durch Covid-19, ungeimpft, wie auch durch die Impfung als solche belastet, bei vorgeschwächtem Immunsystem, schwere Komplikationen zu erleiden.

Weil ich, als Laie, keine Therapieempfehlungen geben darf, muss ich Sie auf die Fachleute beim Deutschen Krebsforschungszentrum (DKFZ) hinweisen. Einzelne dieser hoch angesehenen, fast jährlich mit oft internationalen Preisen bedachten Forscher, können Ihnen auch zum Thema Vitamin D hilfreiche Informationen geben!

Leider war das Thema Ihres letzten Besuches beim DKFZ im Oktober diesen Jahres nicht die Corona-Problematik, sondern:

„Die Einsatzmöglichkeiten der künstlichen Intelligenz in der Behandlung, Entdeckung, aber auch in der Prävention von Krebserkrankungen"

(RNZ vom 25.10.2023: Die KI braucht Futter).

Wenn Sie mehr Zeit bzw. Interesse gehabt hätten, wäre Ihnen auf Nachfrage auch die Einschätzung des DKFZ zum Einsatz der neuen mRNA-Technologie in Bezug auf die Effektivität bei der Bekämpfung der tödlichen Corona-Pandemie (Impfungen) erläutert worden bzw. der Hinweis, dass diese Technologie eher im Bereich der Krebsbekämpfung aussichtsreich ist.

Noch vor Weiterentwicklung der KI galt und gilt bis heute die mRNA-Technologie als **Revolution**, als Meilenstein für die Einsatz- und Behandlungsmöglichkeiten bei der **Krebstherapie.**

Das Abschweifen der auf mRNA spezialisierten Forscher in Richtung Impfstoff ist wohl eher als Intermezzo, geboren aus der Not, als Absprache zwischen WHO, Bill Gates und Trump, in Panik geraten durch eine *plötzlich eintretende, gefährliche Pandemie* zu werten, als Notanker, nicht als eine sinnvolle, sichere Prophylaxe zur Bekämpfung eines angeblich *neuen, tödlichen Virus.*

Dabei überrascht Trump, wie es seine Art ist, auch diesmal mit einem ironischen Seitenhieb – er selbst ist Anhänger von Ivermectin und Hydroxychloroquin, und nicht der Impfungen. (Vgl.: Doku auf arte.tv: „mRNA: Vom Impfstoff zur Krebstherapie")

Die Heidelberger Zeitung (RNZ) bringt es wieder mal auf den Punkt – am 07.10.2023 schreibt Frau Birgit Sommer:

WARUM SICH EIN TUMOR NICHT AUSHUNGERN LÄSST

In Mangelsituationen verdauen Krebszellen Proteine – Der Heidelberger Biochemiker Dr. Wilhelm Palm forscht zu deren Stoffwechsel

„Über lange Jahre hinweg hofften die Krebsforscher, den Tumorzellen einfach die Blut- und Nahrungszufuhr abstellen zu können, um sie auszuhungern. Entsprechende Hemmstoffe, sogenannte Inhibitoren, werden zu diesem Zweck auch tatsächlich eingesetzt. Doch sie funktionieren nicht so gut wie erhofft.

[…] Welche Gene gezielt für die Umstellung auf alternative Nahrungsquellen verantwortlich sind, haben die Heidelberger Forscher an Pankreas-Tumorzellen herausgefunden.

(Anm.: Vom DKFZ)

[…] Tatsächlich fanden sie ein Gen mit bis dahin unbekannter Funktion, das den Bauplan für das Protein LYSET (Lysosomal Enzyme Trafficking Factor) vorgibt. Dieses Protein ist entscheidend für die Funktion der Lysosomen, also für die Verdauung von Proteinen. Ohne dieses Protein können die Krebszellen nicht die Nährstoffquelle wechseln.

[…] Palm: „Wenn man das Lyset-Protein ausschaltet, kann man das Tumorwachstum stark verzögern." *Doch was im Mausmodell funktioniere, habe noch einen weiten Weg bis zur Anwendung am Patienten vor sich, bekennt er. Das Lyset-Protein, so der Biochemiker, hätten gleichzeitig mit ihm auch Virologen in Stanford/ Kalifornien entdeckt. Auch das ist spannend:*

„Wenn es abgeschaltet ist, sind **Ebola-Viren** und gewisse **Sars-CoV-2**-Varianten wie **Omikron** nicht mehr infektiös. Denn beide Viren wählten ihren Eintritt in die Zelle ebenfalls über die Lysosomen."

(Anm.: Für seine Forschung bekam Wilhelm Palm den diesjährigen Hella-Bühler-Preis.)

Warum schildere ich Ihnen diese komplexe Zusammenhänge im Bereich der Krebsforschung so detailliert?

Der Nobelpreis für Medizin 2023 an Frau Kariko ist gerechtfertigt, verschleiert aber, dass diese engagierte Virologin zwar seit 1978 im Bereich mRNA forscht, aber bereits vor ihr, 1965, ein Franzose, Francois Jacob und **zum zweiten Mal, 1970,** der Amerikaner Thomas Cech den Nobelpreis für die RNA-Forschung erhielten. Später forschte auch Robert Malone innerhalb dieser revolutionären Technologie, wurde aber wegen Desinteresses der Pharmafirmen ausgebootet! Vielleicht ist **e r** der eigentliche „Pfadfinder" zur Weiterentwicklung dieses revolutionären Ansatzes!

Kurzum: Die Forschung nach neuen Behandlungsansätzen, sprich Impfungen, für Epidemien/Pandemien, wie AIDS, Grippe oder Vogelgrippe, war wegen nicht zu vertretenden **Nebenwirkungen** in die Sackgasse geraten!

Danach wurde die Forschung im Bereich der mRNA-Technologie auf die Suche nach verbesserter Krebsbehandlung umgestaltet – bis aufgrund einer weltweit akzeptierten, im Vordergrund stehenden Pandemie Ugur Sahin seine Forschungen umdirigierte in Richtung eines Impfstoffes! Schließlich war seine Firma wegen seiner langjährig in die „falsche Richtung" vorgenommenen Forschungen finanziell schlecht aufgestellt. Deshalb kam ihm die Corona-Epidemie, unter zusätzlichem Beistand durch eine erfahrene ungarischen Forscherin, doppelt zugute!

Obwohl die revolutionäre m-RNA-Technologie lange nicht ausgereift war, wurde sie Anfang 2020 mangels anderer, pharmazeutisch belastbarer Möglichkeiten als Notbehelf herangezogen.

Merke: Aus der Not eine Tugend zu machen, führt nicht unbedingt dazu, eine Pandemie beherrschen zu können. Die Entwicklung eines wirksamen, verträglichen, auf einer gänzlich neuen Technologie basierenden Impfstoffes, in weniger als einem Jahr galt bis 2020 **innerhalb der Fachkreise** als ausgeschlossen.

Die Resultate dieser zu hastig entwickelten Impfstoffe sehen wir an den weltweit infizierten und verstorbenen Menschen – trotz angeblich wirksamer Vakzine, bis heute!

Was macht die Mainstream-Presse daraus?

Wie am Beispiel der weltweit auffälligen Totgeburten wird auch hier, in der Corona-Statistik, versucht, einen faktisch sichtbaren Nachteil in einen konstruierten positiven Aspekt umzuwandeln.

Die beiden folgenden t-online Nachrichten ähneln eher einer Propaganda-Offensive eines autokratischen Systems, denn einer objektiven Berichterstattung .

1) t-online vom 19.06.2022, über Nicole Sagener:

Vorbehalte gegen Corona-Impfung

STUDIE: HUNDERTTAUSENDE TOTE WAREN VERMEIDBAR

*„Corona-Impfstoffe sind seit mehr als einem Jahr verfügbar. Jetzt zeigt eine **Studie,** die Corona-Impfungen hätten seit Mai 2021 **weltweit** fast eine Million Todesfälle verhindern können. Davon wären schätzungsweise 234.000 COVID-19-Todesfälle allein in den USA vermeidbar gewesen – wenn sich die gesamte erwachsene Bevölkerung des Landes vollständig hätte impfen lassen.*

*Das ist das Ergebnis einer **Analyse,** die auf den Daten des Centers for Diseas Control and Prevention (CDC) basiert. […] Geboosterte Personen, also vollständig Geimpfte mit einer Auffrischungsimpfung, hatten demnach sogar ein zwanzigmal geringeres Risiko, an Covid zu versterben. […] In der vom US-amerikanischen Peterson-KFF-Health System Tracker veröffentlichen Untersuchung wurde die Gesamtzahl der Todesfälle **hochgerechnet.* "*

(Anm.: Geimpft oder ungeimpft)

Weiter wird darauf hingewiesen, dass Fake News, d. h. dadurch bedingte Zurückhaltung bei den Impfungen, zu dieser Übersterblichkeit beigetragen hätten!

2) t-online vom 24.06.2022, dpa:

Allein im ersten Jahr

CORONA-IMPFUNGEN HABEN 20 MILLIONEN LEBEN GERETTET

*„Die Corona-Impfungen haben in ihrem ersten Jahr **einer aktuellen Modellierung zufolge** weltweit fast 20 Millionen Covid-19-Tote verhindert. Damit sei die Zahl der ohne Impfungen erwarteten Todesfälle mehr als halbiert worden, schreiben Forscher des Londoner Imperial College in einem dieser Woche veröffentlichen Beitrag im Fachmagazin „Lancet Infectious Diseases". […] Die Wissenschaftler analysierten für das erste Jahr der Impfungen […] die verabreichten Impfungen in **185 Ländern.** […] Wo diese nicht verlässlich gezählt wurden, griffen sie auf Daten zur Übersterblichkeit sowie **Schätzungen** zurück.*

(Anm.: gemeint sind die verzeichneten Todesfälle)

*[…] Zudem betrachteten sie nicht nur die vermiedenen Todesfälle durch direkte Impfungen, **sondern rechneten auch ein, dass sich in der Nähe von Geimpften weniger Menschen ansteckten.***

(Anm.: Beweis für meine These, dass Geimpfte nicht nur Ungeimpfte anstecken, sondern auch Geimpfte re-infizieren. Ergo: Die Impfungen feuern die Pandemie an!)

*[…] Ohne Impfungen wären den mathematischen Modellierungen zufolge 31,4 Millionen Todesfälle […] zu erwarten gewesen. 19,8 Millionen davon seien durch die Impfungen vermieden worden – 12.2 Millionen davon in Ländern mit hohem oder mittlerem Einkommen. Daran zeigt sich **die ungerechte Verteilung der Impfstoffe,** heißt es in der **Studie (?)** In vielen Ländern des globalen Südens sind die*

***Impfquoten** nach wie vor deutlich **niedriger** als etwa in Europa. […]
Weitere knapp 600.000 Todesfälle hätten verhindert werden können,
wenn das **Ziel der WHO** erreicht worden wäre, bis Ende 2021 ca. **40
% der Weltbevölkerung** gegen Corona zu impfen. Dieses wurde
jedoch deutlich verfehlt.*

[…] „Unsere Ergebnisse zeigen, dass Millionen von Leben gerettet
worden sind, dadurch dass Impfstoffe unabhängig vom individuellen
Wohlstand verfügbar gemacht wurden" *sagte der führende Autor der
Studie, Oliver Watson vom Imperial College London.* „Es hätte
jedoch mehr getan werden können. Wäre das Ziel der WHO erreicht
worden, hätte rund einer von fünf Corona-Todesfällen **in ärmeren
Ländern** verhindert werden können", *so der Forscher.*"

Diese beiden Berichte klingen auf den ersten Blick schockierend –
unter dem Aspekt, dass es sich hierbei um **Analysen und Modell-
rechnungen** handelt, sind sie bei Kenntnis meiner bisherigen
Ausführungen doch eher im Sinne einer Propaganda **entlarvend.**

Um diese gezielten Falschinformationen sichtbar zu machen, habe
ich zum ersten Bericht vom 19.06.2022 von Nicole Sagener eine 11-
seitige Aufklärungsschrift verfasst und an t-online geschickt.

Damit die Überflutung durch Informationen nicht ausufert und um
die Propaganda bezüglich der Impfungen sichtbar zu machen, greife
ich auch auf Insider-Wissen zurück:

Der damalige, langjährige Gesundheitsberater der amerikanischen
Regierungen, Fauci, war seit langem mit der Problematik vertraut –
Dr. Robert Malone hatte ihn darauf hingewiesen, dass der hohe
Krankheitsstand in der Army durch Vitamin D-Gabe drastisch
reduziert werden kann. Trotz dieser **Erfolge** versteifte sich Fauci
damals auf (Grippe-)IMPFUNGEN: „Damit, wie auch mit den
Krankenhausaufenthalten aufgrund von Viren könne man mehr Geld
verdienen."

Auch die segensreiche Wirkung von Ivermectin und Hydrochloroquin bei Corona war ihm seit längerem bekannt. Wider besseren Wissens überzeugte er Trump davon, die Impfkampagne mit einem neuen, unausgegorenem Impfstoff zu starten.

Wenn man so will, war dieser eine Fachmann schuld daran, dass so viel Leid und Tod über die Menschheit hereingebrochen ist!

Um die Aussagen obiger t-online-Nachrichten ad absurdum zu führen, darf ich die Bekenntnisse von Prof. Kräusslich, früher Sprachrohr der Heidelberger Zeitung, jetzt Vorstand der Heidelberger Akademie der Wissenschaften, vom 01.10.2022 zitieren:

„Ja, es wird weltweit geimpft und es ist auch genug Impfstoff da. Aber es gelingt in Ländern mit schwächerem Gesundheitssystem oft nicht, diesen in die breite Bevölkerung zu bringen, denken sie nur an die notwendige Kühlung. Geringe Impfquoten sehen wir vor allem in Afrika, aber auch dort gibt es große Unterschiede.

In Liberia sind 65 % geimpft, in Sierra Leone 30 %, in Mali nur zehn Prozent.“

Nicht nur Sie, Herr Professor Lauterbach, auch andere Impfbefürworter schlittern aufgrund ihrer fahrlässig-lückenhaften Informationslage in einen Faux-Pas!

Schauen wir uns die Corona-Statistik der oben genannten Länder an.

Liberia hat ca. 5,3 Mio. Einwohner, eine Impfquote von ca. 65 % und eine Zahl von Corona-Toten von **294!**

Sierra Leone hat ca. 8,6 Mio. Einwohner, eine Impfquote von ca. 30 % und eine Zahl von Corona-Toten von **126!**

Mali hat ca. 22,6 Mio. Einwohner, eine Impfquote von ca. 10 %, und eine Zahl von Corona-Toten von **742!**

Augenscheinlich zeigen diese Statistiken, dass unter Berücksichtigung der Einwohnerzahl die Zahl der Corona-Todesfälle mit der Quote der wenigen Impfungen eher sinkt!

Kritiker werden bemängeln, dass diese afrikanischen Staaten nicht repräsentativ sind für größere Länder, wo die Bevölkerungsdichte zwangsläufig auch größere Menschenansammlungen, sprich nicht vermeidbare Kontakte bedingt. Ergo: Nehmen wir die Demokratische Republik Kongo.

Kongo hat ca. 99 Mio. Einwohner, eine Impfquote von ca. 17 %, und eine Zahl von Corona-Toten von **1.486!**

ZUM VERGLEICH:

Deutschland mit 83 Mio. Einwohnern, einer Impfquote von über 70 %, hat eine Todesrate von ca. **170.000** Corona-Toten!

Kritiker werden weiterhin bemängeln, dass Afrika nicht repräsentativ ist für bevölkerungsreiche Industrienationen wie solche in Europa oder in Übersee.

Aus der Sicht eines Naturheilkundlers sind obige Statistiken dennoch aussagekräftig.

Trotz weltweiter Bemühungen der WHO, in Schwellenländern alle „wichtigen" Impfkampagnen durchzuziehen, ist es offensichtlich, dass z. B. die Afrikaner, im Gegensatz zu den ach so weiterentwickelten (auch im medizinischen Bereich) modernen Industrieländern, ein noch einigermaßen intaktes Immunsystem haben. Nicht anders ist es zu erklären, dass ein bis zu 50 % tödliches Virus wie **Ebola** trotz dreimaliger Ausbrüche in Zentralafrika dort weniger Menschenleben gefordert hat als allein Covid-19 in Deutschland!

Indien gilt als Ursprungsland der hoch ansteckenden, gefährlichen Delta-Variante: Bei einer Bevölkerungszahl von über 1,4 Milliarden und einer niedrigeren Impfquote als Deutschland lag die Gesamtzahl der Infektionen ähnlich hoch wie bei uns – bei weniger als einem

Zehntel der Einwohner hierzulande! Die Todesfälle beliefen sich auf ca. 533.000. Rechnet man diese bei vergleichbarer Einwohnerzahl entsprechend hoch, wären in Indien ca. 2,6 Millionen Todesopfer zu beklagen gewesen.

Würden Sie, Herr Professor Lauterbach, auf der Grundlage dieser beispielhaft untersuchten Staaten, immer noch behaupten wollen, Deutschland sei relativ gut durch die Pandemie gekommen?

Können die Corona-Daten der geschilderten Länder nicht einen deutlichen Hinweis darauf geben, dass dort, wo wenig geimpft wird, die Immunsysteme noch einigermaßen ungestört natürlich stark, also intakt sind?

Wenn Sie sich die Statistik von Brasilien anschauen, wo allenthalben **gern** und viel, **sogar im Amazonas-Urwald**, geimpft wird, scheint sich obiger Verdacht zu erhärten!

Die Heidelberger Zeitung zeigt in leicht ironischer Form am 07.10.2023 über Sabine Meuter, mit welcher Flut an Impfungen wir, die über 60-Jährigen, uns auseinandersetzen müssen, respektive unser Immunsystem:

WELCHER PIKS IST FÄLLIG?

Von Grippe bis Gürtelrose: Diese Impfungen sind für Menschen ab 60 Jahren wichtig – Tetanus-Schutz auffrischen lassen

„Es ist ein ganz natürlicher Prozess: **Mit dem Alter wird das Immunsystem schwächer.** *Das Risiko von schweren oder sogar tödlichen Krankheitsverläufen lässt sich aber dank Impfungen reduzieren.*

Zwar gilt: „Trotz Impfungen lassen sich Infektionen nicht vollständig vermeiden", *wie Anja Kwetkat, Chefärztin der Klinik für Geriatrie und Palliativmedizin am Klinikum Osnabrück, sagt. Aber bei einem ausreichendem Impfschutz falle eine Infektion weniger heftig aus.*

Hier sieben wichtige Impfungen für Menschen ab 60 Jahre:

Influenza (Grippe)
Pneumokokken
Gürtelrose
Covid-19
Tetanus
Diphterie
FSME!"

Jede Impfung ist ein Angriff auf unser Immunsystem. Wer ein Dunkelfeld-Mikroskop benutzen kann, sieht im Umfeld von Corona, wer geimpft ist und wer nicht: Einen Tag nach der Impfung wird im Blutkreislauf das typische „Geldrollenphänomen" sichtbar. Dieses kannte ich früher (1982) nur bei arteriellen Durchblutungsstörungen. Allein daran ist zu erkennen, welch drastischen Eingriff jede Covid-19-Impfung darstellt. Bei anderen Impfungen scheint dies nicht so prägnant aufzutreten!

Ist es deshalb nicht eine Frage der Logik und Vernunft, das Immunsystem im Rahmen des Strebens nach einer optimalen medizinischen Versorgung möglichst wenig zu **strapazieren**, im Bedarfsfall sogar zu **stärken**?

Das Deutsche Krebsforschungszentrum Heidelberg gibt auch hier wieder den entscheidenden Lösungsansatz – die RNZ bringt am 07.10.2023 die Überschrift:

FÜR DIE PROGNOSE MACHT DIE GABE VON VITAMIN D EINEN UNTERSCHIED

Sonnenhormon senkt die Krebssterblichkeit – Neue Erkenntnisse zum Mechanismus – Epidemiologe Prof. Brenner: Einnahme im Winter für die meisten Menschen sinnvoll
Von Julia Lauer

„Am DKFZ in Heidelberg forscht Hermann Brenner, Professor für Epidemiologie, mit seinem Team zu Vitamin D.

Herr Professor Brenner, die Einnahme von Vitamin D senkt die Krebssterblichkeit. Wie groß ist der Effekt?

Zu diesem Thema liegen seit ein paar Jahren Metaanalysen vor. Sie bündeln Interventionsstudien aus aller Welt. Dabei haben Wissenschaftler gesunde Kollektive zufällig in zwei Gruppen geteilt. Eine von ihnen erhielt Vitamin D, die andere nicht. Das Ergebnis der Metaanalysen: In der Gruppe derer, die Vitamin D bekamen, war die Krebssterblichkeit ca. **13 % niedriger.** *[…]*

(Anm.: Wenn man dieses Ergebnis hochrechnet, bei über 200.000 Krebstoten jährlich, ergibt sich die Schlagzeile vom **22.03.2021: „So ließen sich 30.000 Krebstodesfälle verhindern"**)

„Vitamin D schützt also nicht vor Krebs, senkt aber das Risiko, daran zu sterben?

Genau. […] Die Diagnose wurde gestellt. (Anm.: in beiden Gruppen) *[…] Aber die Krankheit verlief weniger oft tödlich.*

Sie haben nun neue Erkenntnisse zum Mechanismus dahinter gewonnen. Erklären Sie ihn doch bitte mal.

Wir haben eine neue Untersuchung durchgeführt, die zeigt, dass bei Krebspatienten, die Vitamin D bekommen, der Entzündungsmarker TNF Alpha im Blut signifikant niedriger ist als bei Krebspatienten, die kein Vitamin D erhalten. Auch bei anderen Entzündungsmarkern zeigten sich unter Gabe von Vitamin D Unterschiede, aber hier waren sie weniger deutlich.

Was genau sind Entzündungsmarker?

Im Blut gemessene Entzündungsmarker zeigen das Ausmaß entzündlicher Prozesse im Körper an. Bei Krebspatienten ist die Prognose bei niedrigeren Werten i. d. R. günstiger.

Wie sind Sie bei Ihrer Untersuchung vorgegangen?

*Wir haben systematisch alle relevanten Studien zu diesem Thema recherchiert und sie ausgewertet. Auch bei dieser Untersuchung handelt es sich um eine Metaanalyse, in der nur Studien berücksichtigt wurden, in denen die Teilnehmer **zufällig** in eine Gruppe mit und eine Gruppe ohne Vitamin-D-Gabe eingeteilt wurden, um sicherzustellen, dass die beobachteten Effekte **tatsächlich** auf die Vitamin-D-Gabe zurückzuführen sind […]*

(Anm.: Mehrere Studien werden zusammengefasst, um daraus ein aussagekräftigeres Ergebnis zu errechnen.)

Viele Krebspatienten leiden unter Vitamin-D-Mangel. Aber wie gesichert ist das Wissen, zu Ursache und Wirkung? Es könnte ja auch sein, dass die Krankheit den Mangel hervorruft und nicht der Mangel die Krankheit.

*<u>Fakt ist, dass die Mehrheit der Krebspatienten mit niedrigen Vitamin-D-Spiegeln insgesamt eine **ungünstige Prognose** haben.</u> Tatsächlich können wir daraus nicht unmittelbar auf Ursache und Wirkung rückschließen. Deshalb sind hier die randomisierten Interventionsstudien – also die Studien mit **zufälliger** Zuteilung der Vitamin-D-Gabe – so wichtig, die zeigen, dass die Vitamin-D-Gabe **tatsächlich** zu einer Verbesserung der Prognose und der dafür relevanten Indikatoren führt.*

Wie hoch sind denn die Dosen, von denen wir sprechen?

Praktisch alle der bisherigen Studien arbeiteten mit einer einheitlichen Dosis bei allen Teilnehmern, zumeist in einer Größenordnung zwischen 400 und 2.000 internationalen Einheiten pro Tag. […] Viel sinnvoller wäre natürlich eine dem individuellen Bedarf angepasste Vitamin-D-Einnahme.

Woran arbeiten Sie gerade am Krebsforschungszentrum?

Wir erforschen gerade am DKFZ, wie sich eine individuell ermittelte Menge, die sich am Blutbild der Patienten orientiert, bei Darmkrebspatienten auswirkt. Erste Ergebnisse haben bereits gezeigt, dass wir damit den Vitamin-D-Mangel in praktisch allen Fällen rasch und zuverlässig ausgleichen können, ohne dass es zu Überdosierungen kommt. Als nächstes werden wir die Auswirkungen auf die Entzündungsmarker im Blut untersuchen. [...] *Im weiteren Verlauf untersuchen wir dann die Auswirkungen auf die Linderung der Fatigue, einer ausgeprägten Müdigkeit, unter der viele Krebspatienten leiden. Und langfristig untersuchen wir natürlich auch die Überlebensraten der Patienten.*

Ab welchem Blutwert ist man denn unterversorgt?

[...] Allgemein gelten Werte des 25-Hydroxy-Vitamin D, des wichtigsten Blutmarkers für den Vitamin-D-Status, unter 50 Nanomol pro Liter (bzw. 20 Nanogramm pro Milliliter) im Blut als **unzureichend***, Werte unter 30 Nanomol pro Liter (bzw. 12 Nanogramm pro Milliliter) als* **Mangel.**

Empfehlen Sie grundsätzlich die Einnahme von Vitamin D, wenn Menschen unterversorgt sind – oder erst im Krankheitsfall?

Da die wichtigste Quelle für das Vitamin D die Eigenproduktion <u>durch die Haut</u> bei ausreichender Sonnenexposition ist und die für die Vitamin-D-Produktion benötigte UV-Strahlung in Deutschland in den Wintermonaten nicht ausreicht, sind die Vitamin-D-Spiegel der meisten Menschen hierzulande im Winter und Frühjahr <u>besonders niedrig</u>.

Eine Einnahme von Vitamin D in den Wintermonaten ist wahrscheinlich für die meisten Menschen hierzulande sinnvoll, und <u>das nicht erst im Krankheitsfall</u>. Für Menschen mit hohem Risiko für einen niedrigen Vitamin-D-Spiegel, das betrifft besonders ältere und übergewichtige Menschen, insbesondere aber auch Menschen, **die bereits erkrankt sind***, würde ich die Bestimmung des Vitamin-D-Status und* *eine an den Bedarf angepasste, mit dem Arzt abgestimmte Vitamin-D-Einnahme <u>nicht nur in den Wintermonaten</u> empfehlen."*

(Anm.: Bei dunkelhäutigen Amerikanern, übergewichtig, bei einseitiger Ernährung gab es die meisten Todesfälle.)

W O W!

Welch Balsam für meine alte, gequälte Seele!

Ich befürchte aber, dass Sie, Herr Professor, obige Zeilen aufgrund Zeit- und Termindrucks nicht gelesen haben und folglich auch keine Konsequenzen daraus ziehen können (oder wollen).

Am meisten freue ich mich über die Genugtuung, die dem Wegbereiter der Vitamin-D-Therapie hierzulande, Herrn Dr. med. Raimund von Helden, zuteil geworden ist. Versucht dieser engagierte Arzt nunmehr seit 2011, Lösungsansätze für viele unbeherrschte Krankheiten publik zu machen. Die Resonanz bislang war eher bescheiden. Weder Prof. Radbruch noch Sie, Herr Gesundheitsminister haben jemals das Wort Vitamin D in den Mund genommen.

Doch das wird sich in Kürze ändern!

Die Brisanz des obigen Interviews mit Prof. Brenner vom DKFZ, die zwischen den Zeilen verborgen ist, erschließt sich erst nach längerer Beschäftigung mit dem Thema: Fast jedem medizinischen Laien ist bekannt, dass die Behandlung von Krebs weitaus komplizierter und oft enttäuschender ist als das Beherrschen von viralen Infektionen.

Überträgt man die aus Krebsuntersuchungen signifikant herausragenden Ergebnisse auf die mögliche Prophylaxe bei Covid-19, kann man nur schlussfolgern, dass bei ausreichend hoher Vitamin-D-Gabe wesentlich mehr Menschen hätten gerettet werden können als die aus dem Krebsgeschehen ermittelten 13 %.

Die Schweizer Ärzte von der SSAAMP, die einen „Dringenden Appell zum Einsatz von Vitamin D" veröffentlichten, können Ihnen konkretere, d. h. noch positivere Ergebnisse aufzeigen als meine Wenigkeit!

Impfmasern

Impf-Polio

Impf-AIDS,

das Maß ist voll, Herr Professor Lauterbach!

Wann hören Sie auf, die unbedarften, verunsicherten Mitbürger als Versuchskaninchen zu missbrauchen?

Wann beenden Sie die systematische Zerstörung der Immunsysteme durch ständiges dauerboostern?

Wann stoppen Sie die Schädigung des Endothels fast aller Organe mit einem unausgereiftem Impfstoff?

Ist es eine Frage des „Nicht-Wissen-Wollens",

ist es ein Problem des „Gesicht-nicht-verlieren-Wollens" oder

ist es der Versuch des „Schadenersatzansprüche-nicht-anerkennen-Wollens"?

Nicht nur mit Vitamin D, Ivermectin und Hydroxychloroquin stehen Ihnen ausreichend wirksame Alternativen zu den Impfungen zur Verfügung!

Ich jedenfalls möchte nicht zu denen gehören, die von den Kritikern nach Verblassen der Corona-Thematik mit folgender Weisheit bedacht werden:

„Wenn nachfolgende Generationen auf die Jahre 2020/21 zurückschauen, werden sie über so viel kollektive Inkompetenz und so viel brutale Ignoranz staunen!"

Deshalb gebe ich abschließend zu bedenken: Wenn ich mich, als knapp 70-jähriger Ex-Pharma-Referent und überzeugter Anhänger der Naturheilkunde, zu diesem Thema äußere und Lösungsmöglichkeiten zur Endemie-Bekämpfung aufzeige, mache ich mich vielleicht lächerlich.

Wenn aber Sie, Herr Professor Lauterbach, als Harvard-Absolvent und Gesundheitsminister, weltweit bestens vernetzt, Erkenntnisse zu Schädigungen und sinnvollen Alternativen zu diesen zu wenig erforschten neuen Impfstoffen nicht aufgreifen,

machen Sie sich strafbar!

Mit freundlichen Grüßen

Bogdan Jonik

P. S. Obige „Weisheit" stammt von Prof. Rückauer, Dr. Gunter Frank oder von Slavoj Zizek – sorry, das ist mir entschwunden.

Ich möchte nicht den Eindruck erwecken, als Besserwisser den einen oder anderen Promi vorzuführen. Nachdem ich aber zufällig gelesen hatte, dass Frau Dr. Mai Thi Nguyen-Kim, anlässlich der Frankfurter Buchmesse 2024 an einer Podiumsdiskussion teilnimmt mit dem Titel:

> „Menschen sind tolle Tiere:
> Wie erklärt man Naturwissenschaften in Zeiten von
> sozialen Medien, Verschwörungstheorien und Fake
> News?"

… da musste ich meine Kritik an ihrer hippen, lockeren, mit Schlagworten vereinfachten Vortragsart, dem Mainstream kritiklos unterworfen, hier veröffentlichen.

Bogdan Jonik   72461 Albstadt, den 13.05.2024
                            Buchtalstraße 64

Bitte um Podiumsdiskussion

Paradigmenwechsel erwünscht

Sehr geehrte Frau Dr. Mai Thi Nguyen-Kim,

Ihr Schweigen zu meiner Bitte, die Corona-Politik objektiv, d. h. faktenbasierend und ohne Beschwichtigungsthesen der Meinungsbildner innerhalb einer Podiumsdiskussion in Ihrem Sendeformat aufzuarbeiten spricht Bände – so wie mein Corona-Archiv, von dem ich einen unbearbeiteten Teil zu unserem 3-wöchigen Polenaufenthalt zwecks Aufspüren neuer Erkenntnisse mitgenommen habe. Der Faktencheck brachte Erstaunliches ans Licht:

Das Wochenblatt des Zollern-Alb-Kuriers bringt am **23.12.2004** folgenden Beitrag:

RESISTENZEN WERDEN GEFÄHRLICH

„Der Corona-Virus spielt bei fast allen Atemwegserkrankungen eine Rolle und kann durch zu häufigem Einsatz von Antibiotika resistent werden und damit gefährlicher als nötig!"

(Anm.: Mit typischer Bildbeigabe, schon vor 20 Jahren)

Die Brisanz dieser Aussage entbehrt fast jeglichen Kommentars!

Wichtig für die Allgemeinheit ist jedoch die Tatsache, dass Pfizer seit Anfang der 2000er Jahre zusammen mit dem Labor in Wuhan an SARS-CoV 1 und 2 forscht und dadurch die These von einem Laborunfall nährt. Die Tagesschau meldete 2023, dass die Grippeimpfungen eine Effektivität von 40–80 % haben, bei Älteren eher weniger gut wirken.

Hat man dieserhalb nicht versucht, die Schutzwirkung durch Beigabe von Corona-Spikes(-Viren) in die Impfstoffe zu erhöhen?

Eine Laborantin mit Doktortitel in Virologie und Immunologie aus Kalifornien hat bereits Anfang 2021 (sic!) mit ihrem Laborteam 1.500 Covid-Proben untersucht. Was sie fanden, waren hauptsächlich Influenza A und einige Influenza B Viren – keinen einzigen Fall von Covid.

Sie haben dann den Rest der Proben an Stanford, Cornell und einige Labore der University of California geschickt, und sie haben die gleichen Ergebnisse wie sie gefunden: NO COVID!

„Wir baten dann die CDC[7] um Proben von COVID. Sie hatten keine!“

„Wir an den 7 Universitäten, die obige Labortests durchgeführt haben, verklagen jetzt die CDC wegen Betrugs mit Covid-19.“

„[…] Alle vier auf Covid-19 veröffentlichten Artikel beschreiben nur kleine RNA-Stücke, die nur 37 bis 40 Basenpaare lang waren, WAS KEIN VIRUS IST! Ein virales Genom besteht typischerweise aus 30.000 bis 40.000 Basenpaaren! Wir haben es also nur mit einer weiteren Grippe zu tun, wie jedes Jahr.“

Welches Ergebnis berichtete die international besetzte Kommission der WHO nach ihrem Besuch in Wuhan im Februar 2021?

„SIE SUCHTEN COVID UND FANDEN INFLUENZA“

(Zitat aus meinem Buch „Tarnkappenjäger“, Band 1).

Das arte-Journal brachte am 20.03.2021 folgenden Bericht:

„Seit 10 Jahren werden sog. mRNA-Vakzine bei Krebs eingesetzt“

Wie und wo zeigt sich hier ein Erfolg?

---

[7] CDC ist die amerikanische Gesundheitsbehörde.

Diese Problematik ist dem Deutschen Krebsforschungszentrum Heidelberg (DKFZ), jährlich auch mit internationalen Preisen ausgezeichnet, seit langem bekannt – daraus resultiert der Zeitungsbericht vom 22.03.2021:

„SO LIEßEN SICH 30.000 KREBSTODESFÄLLE VERMEIDEN"

(Anm.: Durch Gabe von Vitamin D3).

Das renommierte „British Medical Journal" vermutete bereits 2021, dass die Zulassungsstudie von Pfizer nicht nach streng wissenschaftlichenn Kriterien durchgeführt worden war, d. h. der Herausgeber Peter Doshi monierte das Fehlen wichtiger Daten und eine Reihe von Widersprüchen. Deshalb kam er zu dem Schluss, dass es bei den Geimpften (innerhalb der Zulassungsstudie) deutlich mehr Todesfälle gegeben hatte als bei den Ungeimpften und Pfizer die Daten frisiert habe um eine <u>Zulassung zu erreichen</u>.

MICHELS et. AL. hatten Zugang zu den Original-Zulassungsunterlagen von Pfizer und resümierten:

DER IMPFSTOFF HÄTTE NIE ZUGELASSEN WERDEN DÜRFEN.

Ebenso 2021 veröffentlichte die britische Gesundheitsbehörde eine Studie, wonach der Impfstoff von AstraZeneca, bei Einmalgabe, so gut wie keinen Schutz vor der 2021 vorherrschenden Delta-Variante bietet!

Aus unbestätigten Quellen hörte ich, dass in der AstraZeneca-Zulassungsstudie in der Placebo-Gruppe ein Meningitis-Impfstoff eingesetzt worden war. Welch eine Blasphemie!

Wenn ich es nicht besser wüsste würde ich behaupten, dass Sie, Frau Dr. Mai Thi Nguyen-Kim, von AstraZeneca, dessen Impfstoff in Norwegen verboten wurde und auch in Deutschland zeitweise obsolet war, „Motivationshilfe finanzieller Art" von dieser Pharmafirma erhalten haben. In Wirklichkeit wollten Sie wohl keine zusätzliche Werbung machen für den Multimilliardär Sahin, der allen Ernstes laut Zeitungsmeldung vom 19.12.2023 in Ruanda eine mRNA-Impfstoff-Fabrik baut:

„Welcher mRNA-Impfstoff zum Start produziert wird, steht laut BioNTech noch nicht fest. ***Bei den jeweiligen Impfstoff-kandidaten gegen Malaria, MPOX und Tuberkulose sind wir in der klinischen Testung“***, sagte BioNTech-Chef Ugur Sahin. Bei denen gegen Tuberkulose und Malaria brauche es noch einige Jahre.

(Anm.: Seit Februar 2024 werden in Kamerun zwei Wirkstoff-kandidaten als Impfstoffe gegen Malaria eingesetzt).

„Es ist zudem wichtig, in Kigali auch die Herstellung des Covid-19-Impfstoffs zu trainieren“ sagte Sahin. *„SARS-COV-2 IST EIN ERREGER, DER SICH STÄNDIG WANDELT!“*

Für die Zulassung eines Malaria-Impfstoffes, der begrenzt nur im Bereich des Äquators Anwendung finden würde, benötigt BioNTech „noch einige Jahre“ – für die Entwicklung eines Covid-19-Impfstoffes, der weltweit zur Anwendung kam, brauchte es nicht einmal 1 Jahr!!!

Welch eine Gotteslästerung! Welch eine Menschenverachtung!

Wohlwissend, dass Afrika trotz mangelnder medizinischer Versorgung und fehlender Hygiene (sauberes Wasser etc.) exorbitant gut durch die Corona-Pandemie gekommen ist (vgl. die Todeszahlen dieser Länder mit den unsrigen) nutzt die Pharmalobby die Hilflosigkeit und Naivität der Afrikaner aus – *„Als Covid zuschlug, hat Afrika am meisten gelitten“*, so der Präsident der Afrikanischen Entwicklungsbank – um ein sich evolutionär bilderbuchartig entwickelndes Virus (trotz Störungen durch die gentisch-manipulierten Impfungen), das sich, durch Immunisierung jedweder Art, totgelaufen hat,

KÜNSTLICH AM LEBEN ZU ERHALTEN!

Da fehlen einem die Worte!

Oder ist auch unser Gesundheitsminister durch die Pharmalobby dermaßen „geblendet", dass er das Phantom „Corona", aus schaden-ersatz-möglichen Gründen, auf Teufel komm raus weiter herumgeistern lassen will?

Sie, Frau Dr. Mai Thi Nguyen-Kim, sind, als Grimme-Preisträgerin, fachlich und rhetorisch insoweit bewandert, als Sie die allenthalben in der Presse geäußerte Kritik an den Corona-Impfungen vereinnahmt haben und deshalb in Ihrer Sendung die medial sich anbietende „Notbremse" gezogen haben: Darum haben Sie, in Form einer satirisch aufgearbeiteten Einspielung, zwecks deutlicher Ablenkung vom eigentlichen Thema, die **3-er Impfung Mumps-Masern-Röteln als wirksam und unausweichlich in das Unterbewusstsein der Zuhörer gemeißelt**.

Dagegen ist zunächst nichts einzuwenden – je nach Standpunkt der medizinisch Vorbelasteten!

Wussten Sie aber, dass viele Jahre vorher die Impfung bei Neugeborenen als 6-er- Pack propagiert wurde? Zusätzlich wurden wohl Windpocken, Pocken, Tetanus, Keuchhusten, Hepatitis zugesetzt – aufgrund der vielen Viren kann ich mich nach so vielen Jahren nicht mehr erinnern, welche Erreger einverleibt wurden. Eines blieb mir aber in Erinnerung:

Die genannten Impfungen brachten nicht den gewünschten Erfolg, eher ließ man wegen auffälliger Nebenwirkungen diesen 6-er-Pack wieder fallen, das heißt, in den mutmaßlich sicheren 3-er-Pack umwandeln!

Doch auch diese, von Ihnen gebetsmühlenartig angepriesenen MMR-Impfungen, sollten sich einer objektiven, kritischen Analyse stellen.

Am Beispiel der Masern wird das Problem IMPFEN durch das Buch von Dr. med. Gerhard Buchwald „IMPFEN – das Geschäft mit der Angs" deutlich:

„Säuglinge von Müttern, die echte Masern gehabt haben, erkranken in den ersten Lebensmonaten nicht. Sie sind durch die von der Mutter übertragenen Schutzstoffe vor Ansteckungen geschützt; Säuglinge von geimpften Müttern hingegen können an Masern erkranken."

[…] „Falls sich eine Schutzwirkung herausstellen sollte, wird dieser Schutz – wie die Erfahrung mit den zuerst eingeführten Totimpfstoffen gezeigt hat – nur kurze Zeit andauern. Das heißt, die Menschen werden dann nicht in der Kindheit an den Masern erkranken, sondern als Erwachsene. Tatsächlich verschob sich durch das Einsetzen der Masernimpfung das Erkrankungsalter."

(Anm.: Und zeugte eine neue, künstliche Viruserkrankung – die angeblich harmlosen Impfmasern.)

Auch wenn diese Erkenntnisse aus dem Jahr 1994 stammen, bestätigt eine Zeitungsmeldung vom 24.01.2024 die Aktualität obiger Aussagen:

„30 Mal mehr Masernfälle"

Die WHO meldet in diesem Zusammenhang eine überproportionale Registrierung von Masernfällen – nicht nur in Kasachstan und Russland, sondern auch in Großbritannien […]"

Um das Thema nicht ausufern zu lassen komme ich zurück auf den Grund dieses meines Statements: Die Bevorzugung des AstraZeneca-Impfstoffes hätten Sie unterlassen sollen. Dies war ein typisches, „mediales Eigentor". Auch der Ausflug in die von Ihnen positiv dargestellte Bekämpfung der angeblich gefährlichen Schweinegrippe erwies sich als Rohrkrepierer. Der allseits bekannte Prof. Drosten empfahl 2009 die Durchimpfung der Bevölkerung – schwerste Nebenwirkungen stellten sich ein. Die „betroffene" Bevölkerung reagierte sofort, weshalb Kanzlerin Frau Merkel auf einem Berg von über 2 Mio. Schweinegrippe-Impfstoffdosen sitzenblieb!

Auch damals waren die Impfstoffe nicht nach allen Regeln der Kunst vorbereitet worden. Offensichtlich wollte man schon damals die vom Gesetzgeber geforderten Phase 1 bis 4-Prüfungen bei der Zulassung von Arzneimitteln oder Impfstoffen mit dem Hinweis auf einen akuten Notstand verkürzen, woraus die Pharmalobby den ethisch-moralisch nicht nachzuvollziehenden Schluss gezogen hat: **Jetzt erst recht!** (bei Covid-19).

Ihre von ZDFneo ausgestrahlte Sendung zum Thema Corona wurde in meiner Programmzeitschrift folgendermaßen angekündigt: *„Für die Wissenschaft gilt es als medizinische Erfolgsgeschichte – noch nie wurden in Deutschland so viele Impfungen verabreicht wie während der Corona-Pandemie (mehr als 63 Mio. Geimpfte bis April 2023). Dr. Mai Thi Nguyen-Kim liefert eine kritische Aufarbeitungen und ehrliche Fehleranalyse"*.

Aus Ihrer Biographie: *„Bei der Verleihung des Grimme-Preises hob die Jury besonders Nguyen-Kims zielgerichtete Ansprache an die junge Zielgruppe hervor, während sie gleichzeitig niemals vor unbequemen Wahrheiten zurückschrecke"*!

Die „Gretchenfrage", bzw. die rhetorische Frage in meinem Statement lautet: Haben Sie die Vorgaben erfüllt?

Aufgrund Ihrer, von der Mainstreampresse aufgezwungenen, Selbstzensur respektive einer vorgabenbestimmten unkritischen Darstellung, die allerdings für jeden Eingeweihten besorgniserregend ist, sind auch mit mir die Pferde durchgegangen und spontan wollte ich eine „Korrektur" i. S. einer Podiumsdiskussion erzwingen. Dabei bin ich von meinem Hochmut geleitet worden – Ihre Sendung diente mir, als Nichtakademiker, augenscheinlich dazu, Sie, als Akademikerin, bloßstellen zu wollen!

Für diese Entgleisung möchte ich mich an dieser Stelle in aller Form für diese meine Sünde bei Ihnen entschuldigen.

Erst nach unserem 3-wöchigem Polenaufenthalt (hier leben die Leute, egal ob früher im Sozialismus oder heute im Kapitalismus legerer, lebenslustiger, gastfreundlicher, im Improvisieren perfekt geschulter und arbeiten weniger bürokratisch als in Deutschland) ist mir klar geworden, dass ich diese Last der Verantwortung, die als Konsequenz obiger Fakten einen Tabubruch respektive einen Paradigmenwechsel, d. h. einen revolutionären Sinneswandel geradezu heraufbeschwört, nicht auf Ihre zarten Schultern abladen kann.

Solange die WHO wie auch unser Gesundheitsminister die bisherige (Ende März 2024), fatale Grundstimmung beibehalten – „es wird zu wenig gegen Corona geimpft" – kann ich nicht von einem „Jugendsender" erwarten, den Tabubruch, d. h. den Sinneswandel einzuläuten und die Weichen neu zu stellen.

Ein solches Signal muss von „Oben" kommen!

Das Leben ist kein Pausenhof – ein Pausenclown kann nicht in weniger als 45 Minuten den größten Skandal der Nachkriegsgeschichte aufarbeiten. Keineswegs soll dies heißen, dass ich Sie als Witzfigur denunzieren wollte – als Akademikerin mit einem anerkannten Journalistenpreis wäre dies fehl am Platz. Nachdem aber Ihr Dienstherr auf Quoten bedacht ist, wurden Sie, freiwillig oder vertraglich verpflichtet, gezwungen, eine Rolle einzunehmen, die Ihrer Persönlichkeit und Qualifikation zuwiderläuft und das sensible, skandalträchtige Thema IMPFEN ins Lächerliche zieht!

Das Problem „Corona" ist, aus wissenschaftlicher Sicht, größer als man denkt:

Die Heidelberger Zeitung meldet am 18.11.2023 in der Rubrik WISSENSCHAFT KOMPAKT:

ERFOLGREICH IN DER WISSENSCHAFT

„In der aktuell veröffentlichten Liste der „Highly Cited Researchers" sind auch in diesem Jahr wieder rund zwei Dutzend Wissenschaftler aus Heidelberg vertreten […]
Sie forschen an der Uni Heidelberg, am DKFZ, am Europäischem Laboratorium für Molekularbiologie und am Heidelberger Institut für Theoretische Studien […]"

Lt. Zeitungsmeldung vom 01.12.2023:
BAHNBRECHENDE VIRENFORSCHUNG

[…] erhielt Catarina da Silva Pechincha vom DKFZ den Ernst Günther-Schütz-Preis für ihre Erkenntnisse, dass bösartige Tumore extrazelluläre Proteine als Nahrungsquelle nutzen. Das LYSET-Protein soll das möglich machen.
Lt. Zeitungsmeldung vom 29.11.2023 wurde auch Dr. Petr Chlanda mit dem Schaller-Preis ausgezeichnet. Er forscht an der Uni Heidelberg in der Abteilung Virologie.
„So gehören Chlanda und sein Team zu den ersten , denen es gelang, molekulare Details des Aufbaus von Sars-Cov-2 im Inneren infizierter Zellen sichtbar zu machen […] In aktuellen Arbeiten widmet sich der Virologe dem Eintritt des Influenza-A-Virus in die Zelle. Dabei geht es um die Frage, wie das Virus infizierte Zellen verändert , um eine effektive Vermehrung zu erreichen."

Warum schildere ich Ihnen diese komplexen wissenschaftlichen Details?

Weder ich noch Sie haben spezifische virologische Kenntnisse.
An obigen Beispielen will ich klarmachen, dass Pharmafirmen weltweit eine medizinische Notlage zu ihren Gunsten ausnutzten und weiter ausnutzen, ohne die bis heute, weltweit anerkannten Forschungsergebnisse, mit ins Kalkül hätten einbeziehen können!

Seit dem 27.12.2020 wird gegen das Covid-19-Virus geimpft!
Erst 3 Jahre später werden bahnbrechende Erkenntnisse in Virologie weltweit von der medizinischen Fachpresse publiziert! Das heißt: Die Pharmafirmen setzten sich bewusst, ohne Kenntnis der Zusammenhänge, geschweige denn ohne Erfahrung zu möglichen Folgewirkungen, über die wissenschaftliche Grundlagenforschung hinweg, mit dem Ziel, die Panik auszunützen und damit, unabhängig von den Konsequenzen, Milliardeneinnahmen zu generieren!
Das Problem „Corona" ist, auch aus gesellschaftspolitischer Sicht, noch weitreichender und fataler , als es zunächst scheint:

Quer über alle Parteien wird gefordert, die Corona-Politik

AUFZUARBEITEN!

Bei der Berichterstattung vermisse ich aber ausnahmslos die Kardinalfrage: **Sind die mRNA-Impfstoffe eine Erfolgsgeschichte?**

Oder hat der überhastete Einsatz von unzureichend geprüften Impfstoffen erst dazu geführt, die Pandemie weltweit anzufeuern und dadurch so viele Mutationen hervorzubringen, dass die Impfstoffe der ersten Wahl, wegen der häufigen Mutationen schon damals obsolet, bei den aktuellen Varianten keine Wirkung mehr zeigten und letzten Endes so viele Todesopfer zu beklagen waren?
(Vgl. Aussage von Prof. Lauterbach mit seiner Begründung für die Abschaffung der Impfpflicht)

Diese Verfehlungen haben Folgewirkungen bis heute und werden uns noch weiter beschäftigen – schließlich konnte jeder interessierte Zeitgenosse im Netz lesen, dass mehr als jeder Zehnte Infizierte an Long Covid erkrankt ist!
Auch hier stellen sich reihenweise Fragen:
Sind mehr Geimpfte- als Ungeimpfte-Infizierte durch Long Covid belastet? In meinem Corona-Archiv finden sich nur Berichte über Mehrfachgeimpfte, wobei meine Wenigkeit – ungeimpft – zweimal eine milde Infektion durchgemacht hat. Beim ersten Mal war es eine

allgemeine Schwäche mit 4 Tagen erhöhtem Schlafbedürfnis. Beim zweiten Mal fing ich mir die Diagnose „Beeinträchtigung des Geschmacks- und Geruchssinns" ein. Nur mein Vitamin D-Konsum verhinderte Schlimmeres, nicht so bei meiner Frau!

Wo bleibt die Statistik zur Differenzierung der Infektionsparteien?

Wenn meine Vermutung zutrifft, muss man zwingend das Kind beim Namen nennen und die betroffenen Geimpften als Leidtragende des POST-VAC-SYNDROMS benennen!

Fast alle Presseveröffentlichungen zum Thema AUFARBEITUNG der Pandemie zeichnen sich durch lückenhafte Berichterstattung aus. So räumte Prof. Lauterbach am 09.03.24 Fehler bei der Corona-Politik ein: *„BEI KINDERN ZU STRENG GEWESEN"*

Er wiederholt die Worthülse, *„unterm Strich sei Deutschland aber sehr gut durch die Pandemie gekommen. Als Gesellschaft sei Deutschland aber schlechter vorbereitet."* (Anm.: Für zukünftige Pandemien).

Am Schluss des Berichtes umschifft er die Kardinalfrage (Nutzen/ Schaden der Impfungen) mit den bekannten Allgemeinplätzen:

„Es gebe eine massiv mobilisierte Untergruppe, die stark mit den AfD-Wählern überlappe, Infektionsschutzmaßnahmen ablehne und gegen Impfungen sei. Sie würde jede künftige Pandemie politisch in der Bewältigung erschweren"!!!

Wie peinlich ist das denn?

Welch ein Akt von Hilflosigkeit und Propaganda. Will er nicht er-kennen, dass auf der Grundlage der von mir oben geschilderten Fakten seine Aussagen nicht nur die Impfgegner, sondern sogar AfD-Wähler, quasi *IN DEN ADELSSTAND ERHEBEN*?

Offensichtlich argumentieren w i r Querdenker auf demselben Niveau wie das British Medical Journal, Stanford und andere Universitäten!

Es gibt hierzulande eine Heerschar von Akademikern, Intellektuellen und Kulturschaffenden, aber auch von Berufstätigen, die sich an der Corona-Front beweisen mussten, wie Mediziner, med. Personal, Schauspieler, Kabarettisten, Journalisten, und auch direkt Betroffene (plötzlicher Tod nach der Impfung, Long Covid etc.)!

So viele Millionen anders Denkende die das Diktat der Politiker und der Presse, d. h. die allgemein propagierte und vorherrschende Meinung **<u>gegen die Pandemie hilft nur ein Impfstoff</u>** (der vielleicht nicht einmal das ursprüngliche Wuhan-Virus hatte bekämpfen können), nicht nachvollziehen können, müssen sich ständig selbst verleugnen wenn sie mit der Frage nach dem Sinn der Impfungen konfrontiert werden oder eine erfahrungsgestützte Kritik anbringen wollen!

Ist es schon so weit?

Müssen unsere staatstragenden VIPs wie auch die direkt Betroffenen, so wie in Russland, ihren gesellschaftspolitischen Beitrag zum Erhalt und Fortschritt unseres Landes verheimlichen um ihre Existenz nicht zu gefährden?

Dabei ist es ein schmerzlicher, schwacher Trost, dass sie in Deutschland nicht Gefahr laufen, eingesperrt zu werden, so wie unter Putin!

Wie konnte es zu solch einer Entgleisung kommen?

Ist den verantwortlichen Politikern klar, dass durch solch eine Vorgehensweise der Bestand unserer Demokratie gefährdet ist?

Sollten wir nicht stolz darauf sein, dass jeder, theoretisch, seine Meinung äußern darf?

Leider können oder dürfen nur solche Persönlichkeiten, die finanziell oder beruflich autark sind, sich Kritik an der bisherigen Corona-Politik (Impfungen) leisten. Aber einige mutige Eingeweihte wagen sich bis zur Grenze des Erlaubten vor oder überschreiten diese sogar, siehe

DEUTSCHES KREBSFORSCHUNGSZENTRUM (DKFZ).

Über den Umweg „Krebs" will diese international anerkannte Institution zeigen, dass es parallele, d. h. wirksamere und sicherere Möglichkeiten gibt, diese Pandemie in den Griff zu bekommen, nämlich durch Stärkung des Immunsystems, z. B. durch individuelle Anpassung einer allseits bekannten, notwendigen Vitamin D-Gabe! Diese ist therapiebedingt höher dosiert als vom RKI vorgegeben.

HEIDELBERGER GESELLSCHAFT FÜR BIOLOGISCHE KREBSABWEHR

„Ängste mindern und das Immunsystem stärken", z. B. durch Bewegung an der frischen Luft, gesunde Ernährung und biologische Arzneimittel wie Vitamin D3 […]

PROF. SCHIRMACHER, PATHOLOGE AN DER UNI HEIDELBERG

Werden viele Impftote gar nicht erkannt? Der Pathologe bemängelt den Umgang mit Schäden, die durch Corona-Impfungen auftreten können.

„Personen, die überraschend und kurz nach der Impfung versterben, zeigen in unseren Untersuchungen in 30 Prozent einen direkten Impfzusammenhang – EINE FRAGE DES NICHT-WISSEN-WOLLENS".

PROF. RÜCKAUER, UNIVERSITÄT FREIBURG, Abteilung Kinderchirurgie

„Der Drosten-Test ist auf einen ct-Wert von 45 ausgelegt. Hier liegt die Rate falsch-positiver Ergebnisse über 90 %. […] Auf diese Weise werden selbst unbedeutende Sequenzen viraler DNA so stark vervielfältigt, dass der Test „positiv" ausfällt, selbst wenn die Viruslast extrem niedrig oder das Virus inaktiv ist. Außerdem misst der PCR-Test keineswegs das Virus selbst, sondern ausschließlich

RNA, d. h. der positive Befund beweist überhaupt nicht das Vorliegen eines Virus!"

(Anm.: Siehe sein Statement: „Corona – Legenden und Wahrheit")

DR. GUNTER FRANK: *„Das Staatsverbrechen"* – der Titel seines Buches sagt bereits alles!

PROF. SUCHARIT BHAKDI

Dieser Virologe hat bereits vor mehr als 2 Jahren in seinem Buch vorausgesagt, dass nach den mRNA-Impfungen mit bis zu einem Jahr Verspätung Todesfälle durch den Impfstoff auftreten werden […]

PROF. RADBRUCH

Dieser Immunologe hat nachgewiesen, dass nach der zweiten, spätestens nach der dritten Impfung, „Schluss" ist: Das Immunsystem reagiert gar nicht mehr oder entgleist […]

PROF. KEKULÉ

„Geimpfte Gesunde weisen in den ersten Tagen nach der Impfung eine solch hohe Viruslast auf wie Infizierte – sie haben die Eigenschaft von „Tarnkappenbombern" […]" (Anm.: Und können sowohl Ungeimpfte wie sogar Geimpfte anstecken)

FÜRSTIN GLORIA VON THURN UND TAXIS

Bis letztes Jahr war sie eine fanatische Impfpropagandistin (Anm.: Sinngemäß – *„Ungeimpfte sind eine Gefahr für die Allgemeinheit"*). In einem YOUTUBE-Video revidiert sie kürzlich ihre Meinung und sagt sinngemäß: Jetzt gehe ich davon aus, dass die sogenannten Schwurbler, Verschwörungstheoretiker und sogar ALU-HUT-TRÄGER der Wahrheit näher gekommen sind als die verantwortlichen Politiker […]

DIE MITTELDEUTSCHE ZEITUNG aus Halle schreibt am 25.03.2024:
„Politik muss sich Transparenz verordnen.

Eine Aufarbeitung ist zudem essentiell dafür, den Verschwörungs-mythen entgegenzutreten [...] Denjenigen, die weiter die demo-kratischen Institutionen in Frage stellen, kommt entgegen, dass viele Stellen in den herausgeklagten Protokollen des RKI geschwärzt sind. Gegen Verschwörungsmythen hilft aber nur völlige Transparenz, und zwar eine, die sich die Politik selbst verordnet."

LISA FITZ, Kabarettistin

Infolge eines Auftritts, in dem sie die Zahl der Todesopfer im Sinne von „Post-Vac-Folgen" kabarettistisch aufarbeitete, trennten sich einige Sender von der tatsächlichen bzw. potentiellen Zusammen-arbeit, sodass diese Künstlerin quasi ein Auftrittsverbot zu beklagen hatte.

SÜDKURIER aus Konstanz

Diese Zeitung wagt sich – kurz vor Beginn der jährlichen Grippe-wie auch Corona-Welle am 10.12.2023, weit vor und verkündet:
„Wir bewegen uns im wunderbar angenehmen Bereich der Selbstverantwortung. Wer will, kann Maske tragen. Und wer nicht, der lässt es halt – kann sich dann aber auch sparen, sich künstlich über Lauterbach aufzuregen oder Maskenträger schief anzuschauen. Gleich verhält es sich mit der Auffrischungsimpfung – da kann ganz in Ruhe jeder selbst entscheiden, ob die in seiner Lebenssituation sinnvoll ist oder nicht".

NEUE ROLLE

Die Rhein-Neckar-Zeitung Heidelberg bringt am 24.11.2023 einen Kommentar von Thomas Vitzthum: *„Nun tritt Chef Thomas Mertens ab, aus freien Stücken. Nicht ganz so selbstbestimmt gehen mit ihm 12 weitere Mitglieder des 17-köpfigen Gremiums [...] Lt. Gesund-heitsminister Lauterbach habe man die Chance zu einem größeren Umbau nutzen wollen [...] Die politische Unabhängigkeit der Stiko bleibe aber gewahrt. Dies muss auch unbedingt so sein. Die Stiko traf in der Pandemie manche Entscheidungen, die der Politik nicht passte. Es wurde auch offensichtlich, dass die Stiko ihre gesell-*

schaftliche Rolle nur teilweise bereit war anzunehmen. Sie hat agiert wie ein Expertengremium, das in einer Ausnahmesituation an etablierten Strukturen festhält.

Die Stiko kommt aus einer Zeit, als das Impfen fester Bestandteil etwa von Vorsorgeuntersuchungen bei Kindern war. Heute regiert die Impfskepsis. Die neue Stiko darf sich nicht ins Labor zurückziehen. Sie muss ihre neue Rolle annehmen und offensiv erklären, wann und warum es Sinn ergibt, sich impfen zu lassen".

RHEIN-NECKAR-ZEITUNG HEIDELBERG

Long Covid: Halbe Million betroffen (17.04.2024)

„[…] „Wir müssen auch davon ausgehen, dass es mehr werden", *so Lauterbach.* […] „Nach jeder Infektionswelle kommen neue Long Covid-Patienten hinzu, darunter auch Geimpfte und schon einmal an Covid Erkrankte. Das Problem Long Covid ist ungelöst, *betonte der Minister".*

(Anm.: Am Erfolgversprechendsten hat sich bei diesem diffizilen Krankheitsbild die BLUTWÄSCHE herauskristallisiert – von der etablierten Schulmedizin gleich wieder verächtlich gemacht – kostet diese Therapie über 2.000 Euro, die die Betroffenen selbst bezahlen müssen!)

LIEGEN FÜR DIE LIEBSTEN

Lt. RNZ traf sich die INITIATIVE LIEGEND-DEMO, ca. 50 Teilnehmer, am 19.04.24 in der Heidelberger Altstadt zu einer Demo, um auf das große Problem Long Covid, respektive das Myalgische Enzephalomyelitis/Chronisches Fatigue Syndrom[8] aufmerksam zu machen. Die Behandlung der schwerstbehinderten Patienten, die für

---

[8] Die Myalgische Enzephalomyelitis/das Chronische Fatigue-Syndrom ist eine chronische Multisystemerkrankung. Das Leitsymptom ist eine nach Belastung einsetzende starke Zustandsverschlechterung, die als post-exertionelle Malaise bezeichnet wird. Sie kann durch körperliche oder geistige Anstrengung sowie durch Überreizung ausgelöst werden. (https://de.wikipedia.org/wiki/Myalgische_Enzephalomyelitis/Chronisches_Fatigue-Syndrom)

fast alle Kosten selbst aufkommen müssen und therapeutisch gesehen kaum Fortschritte erwarten können, wird vom Gesundheitsministerium gar nicht aufgegriffen.

(Anm.: Auch in diesem Zeitungsartikel wird nur ein konkretes Beispiel erwähnt – eine 71-jährige Frau macht mit, weil ihre Nichte schwer betroffen sei, nach einer Impfung!)

CHRISTINE PRAYON

Diese bekannte Kabarettistin stieg aus der erfolgreichen, bekannten, wöchentlich gesendeten ‚heute-show‘ von Oliver Welke aus, weil sie augenscheinlich den Eindruck hatte, dass Kritik, wohl auch auf Corona bezogen, tabu sei.

Nach zweimaliger Impfung ist sie selbst an Long Covid, d. h. konkret, an Post-Vac schwerstens erkrankt. Weil direkte Kritik an den Impfungen bislang tabu ist, schrieb sie ein Buch, d. h. eine satirische Schein-Autobiografie mit dem Titel: *„ABWESENHEITSNOTIZ – Long Covid“*, Short Story. (Anm.: Jedem Impfbefürworter empfehle ich die Lektüre dieses Buches als **Denkanstoß**.)

Um Sie, Frau Dr. Mai Thi Nguyen-Kim, vollends zu verwirren, weise ich abschließend darauf hin, dass laut offizieller Verlautbarung Schweizer Behörden im Mai 2023 der größte Geburtenrückgang seit über 100 Jahren zu verzeichnen war – der Geburtenrückgang betrug 10 %.

Sie halten diese Zahl für wenig besorgniserregend?

NUR DIE ZAHL DER LEBENDGEBURTEN IST
ZURÜCKGEGANGEN – DIE ZAHL DER
SCHWANGERSCHAFTEN IST SOGAR GESTIEGEN!

Resümee:

Die Impfbefürworter haben zwei riesige Probleme :

> ➢ das Eine ist die Angst vor einem Gesichtsverlust,

> ➢ das Andere, daraus resultierende, ist die Versagung von Schadenersatz an die vielen Millionen Corona-Geschädigten!

Die Front der sog. „Meinungsbildner", die sich trotz Übermacht von objektiv nachvollziehbaren Fakten einem Paradigmenwechsel verschließen, fängt aber an zu bröckeln:

t-online vom 07.05.2024:

GERICHTSAKTE: ASTRAZENECA GESTEHT SCHWERE NEBENWIRKUNGEN EIN

Hier bahnt sich, nicht nur bei AstraZeneca (!) eine, wenn auch vorläufig noch nicht zufriedenstellende, juristische Lösung des Schadenersatzproblems an. Dieses Problem sollte aber, unserer hochentwickelten, modernen Zivilisation geschuldet, auch durch Konsens, innerhalb unserer gesellschaftspolitisch uneinig gegenüberstehenden „Parteien" und Fronten, ethisch-moralisch gelöst werden. Es ist an der Zeit, „das Kind beim Namen zu nennen"!

Unser Gesundheitsminister, weltweit bestens vernetzt, mit virologischen Erfahrungen durch die anerkanntesten Universitäten, kann sich entspannt aus der Affäre ziehen: Neueste Berichte, Daten und Studien, die ihm besser vertraut sind als mir, führen nicht umhin, einen Sinneswandel zu begründen!

Trotz Offenlegung der Pfizer/BioNTech-Zulassungsunterlagen wird er wohl juristisch darin scheitern, diesen Pharmariesen auf milliardenschweren Schadenersatz zu verklagen. (Grob fahrlässiges Verhalten, ungerechtfertigte Bereicherung, Betrug?)

Aber er hat ein starkes Argument, diese Impfproduzenten bei der Bildung eines FONDS zu verpflichten, einen Großteil der exorbitanten Gewinne zur Regulierung der Ansprüchen von Corona-Geschädigten zur Verfügung zu stellen. Es waren schließlich die einflussreichen Strippenzieher, wie Bill Gates mit seinem Einfluss auf die WHO, die letztlich eine weltweite Pandemie ausgerufen haben und mit unkalkulierbaren, neuen Impfstoffen, diese Pandemie erst zu dem gemacht haben, was sie ist: **Künstlich angefeuert, ohne Rücksicht auf irgendwelche alternativen Behandlungskonzepte, mussten sich die Impfstoffeinkäufer verpflichten, die Haftung für den Einsatz solcher Genexperimente zu übernehmen, und dadurch natürlich auch die Haftung für Neben- oder Folgewirkungen der Impfkampagne** – warum sollten die einzelnen Länder, wie Deutschland, das Post-Vac-Syndrom oder Long Covid, mit erneuten, millionenschweren Zahlungen, alleine schultern?

Wenn Sie, Frau Dr. Mai Thi Nguyen-Kim, Interesse haben, können wir ein Netzwerk aufbauen, das vornehmlich aus Promis bestehend, sich für die Entschädigung der Impfopfer stark macht. Selbsthilfegruppen in beschränktem Rahmen wird es wohl schon geben. Diese können aber nur Erfolg haben, wenn sie durch die Medien, VIPs und Kontakte zu den Meinungsbildnern ihren Einfluss geltend machen! Sind Sie bereit?

Viele Grüße aus Albstadt
Bogdan Jonik

P. S. *„Die Nach- und Querdenker sind es, die uns weiterbringen. Nicht die unendliche Schar derjenigen, die sich aus dem engen Hohlweg ihrer Fachgebiete nicht lösen können“*: Dr. med. Gerhard Buchwald – „IMPFEN – das Geschäft mit der Angst“

NACHWORT

„Am Anfang war der Impfschaden"

Diese Ausarbeitung des ausgewiesenen Kenners der Naturheilkunde, Heinz Knieriemen, sandte ich in einem offenen Brief an den Gesundheitsminister.

Nun suggeriert diese Überschrift den unvoreingenommenen Lesern und Leserinnen, dass es später weniger Nebenwirkungen durch Impfungen gab, dass das Impfen sich in vielen Bereichen als sichere Standardmethode etablieren konnte, sogar mit dem Anspruch, wichtige Seuchen der Menschheit ausrotten zu können.

Hält diese Suggestion einer kritischen, aktuellen Beurteilung stand? Oder hat sich, auf Druck der allmächtigen Pharmalobby mit potenten Förderern im Hintergrund, ein Mythos aufgebaut, der aktuell abermals viele Millionen Opfer zu verantworten hat?

Nun bin ich alles andere als unvoreingenommen, versuche aber, die Objektivität nicht aus den Augen zu verlieren und durch Fakten zu belegen.

Vor ca. 30 Jahren, als unser Sohn 2 oder 3 Jahre alt war, ging meine Frau mit ihm zum Kinderarzt, um die damals üblichen Nachsorgeuntersuchungen durchführen zu lassen. Schon an der Anmeldung hatte sie Streit mit der Arztgehilfin – diese war empört darüber, dass meine Frau unseren Sohn nicht gegen Masern impfen lassen wollte. Der Kinderarzt war zum Glück aufgeschlossener. Er beschwichtigte und verriet, dass er seine Kinder auch nicht dagegen hat impfen lassen!

Lange diskutierte ich mit meiner Frau darüber, wie unsinnig doch die Forderung der Arzthelferin war: Wenn die meisten Kinder geimpft waren, so konnte doch unser ungeimpfter Sohn keine anderen Kinder mit dieser heimtückischen Krankheit anstecken.

Erst beim Schreiben meines ersten Bandes der „Tarnkappenjäger" ging mir ein Licht auf! Weil damals schon die Masernimpfung Standard war und ständig neue Kinder bzw. Kinder mit kürzlich erfolgter Impfung in die Tagesstätten kamen, war die Gefahr zu groß, dass unser ungeimpfter Sohn durch diese geimpften Kinder angesteckt werden konnte – nicht durch den Wildtyp der Masern, sondern durch die **Impfmasern!**

Als Pharmareferent muss man was medizinische Neuigkeiten betrifft, immer auf dem aktuellen Stand der Entwicklung sein, um überhaupt ein Gespräch mit dem Arzt auf akademischen Niveau führen zu können, respektive, um konträren Verlautbarungen einiger Experten, die die jeweilige eigene Arzneimittelpalette fragwürdig hätten erscheinen lassen, paroli bieten zu können! Deshalb hatte jeder Arzneimittelvertreter ein Abo der „Selecta" und des „Arzneimittel-Telegramms". Später, als ich die Naturheilkundler „bediente", abonnierte ich die „Naturheilpraxis".

Nun darf ich davon ausgehen, dass auch unsere Virologen und/oder Immunologen sich durch Fachzeitschriften, wie „The British Medical Journal", „New England Journal of Medicine" oder „The Lancet" über aktuelle Studien oder Erfahrungen im Ausland informieren, ab und zu Symposien besuchen oder durch Kontakte, z. B. über Gast-semester im Ausland, auf dem Laufenden halten.

Deshalb war ich neugierig, was die vom Virologen Hendrik Streeck am 08.10.2024 in der RNZ angekündigte Aufarbeitung der Pandemie im Deutsch-Amerikanischen Institut in Heidelberg an Offenbarungen bringt:

„Essentiell für die richtigen Schlussfolgerungen ist laut dem Viro-logen eine ergebnisoffene, ehrliche, aber auch konsequente Aufar-beitung und Benennung von Fehlern und Versäumnissen. Dabei gehe es nicht darum anzuklagen, sondern um Glaubwürdigkeit!"

Die RNZ Heidelberg veröffentlichte am 10.10.2024 einen Bericht über seinen Vortrag:

DIE FÜNF CORONA-LEHREN DES VIROLOGEN STREECK.

Außer den bekannten Allgemeinplätzen zu Masken, Lockdown oder dem allzu aggressiven Umgang mit den Ungeimpften, wobei die Kritik an Letzterem meine Hochachtung verdient, trägt sein Vortrag nicht dazu bei, das Grundproblem zu lösen bzw. die Glaubwürdigkeit der Experten zu verbessern. Nämlich die Frage danach zu beantworten, welchen Nutzen die weltweit größte Impfkampagne mit einem völlig neuen, gentechnisch veränderten Impfstoff mit einer gleichzeitig völlig veralteten Impfstoffvariante nach über 4.000 Mutationen hatte?

Letztlich lässt ein Satz des Professors aufhorchen: *„Viele Fragen beginnen mit Respektsbekundungen für Streeck, der in seinen Antworten selten auf wissenschaftlichen Konsens, sondern auf Diskurs hinweist. So bei der Frage nach der DNA-Integration von mRNA-Impfstoffen.* Er kenne keine Studie, die eine Veränderung zeigt, *sagt er zuerst.* Nur eine mit einem ganz hoch dosierten Impfstoff auf einer Petrischale – *und lässt damit Raum für Spekulationen.* [...] Die Entscheidungen, *betonte er,* seien eben immer politisch gewesen, *wie auch Gesundheitsminister Lauterbach sagte. Und die Ergebnisse* hart verhandelter Kompromisse".

Gerade wegen dieses Raumes für Spekulationen, den ich versuche mit Fakten auszufüllen und dadurch in die Realität zu überführen, schrieb ich dieses Buch und bediene mich hierfür solcher Experten, die nicht nur langjährige Erfahrungen mit verschiedenen Impfstoffen haben, sondern international hohe Anerkennung genießen!

Das altehrwürdige „The British Medical Journal" ist nicht nur das älteste und renommierteste Medizin-Magazin, es finden sich auch immer wieder Berichte, die einer Offenbarung gleichen und die Impfstoffdebatte anheizen. Beispiele:

Ein „neuer" Bericht zeigt, dass die Werbung für Grippeimpfung auf Glauben und nicht auf Wissenschaft beruht („*Belief not science is behind flu jab promotion*"). Oder:

Glaube, nicht Wissenschaft, steht hinter Pocken- und Polioimpfungen („*Belief not science behind smallpox and polio jabs*").

Auch wenn diese Veröffentlichungen aus dem Jahre 2012 stammen, haben sie an Aktualität nichts eingebüßt – im Gegenteil bestätigen die laufenden Impfkampagnen obige Thesen:

Warum gibt es Länder in Afrika, die trotz minimaler Impfquote auffallend wenige Corona-Opfer zu beklagen haben?

Warum haben die Taliban in Afghanistan, nachdem lediglich **vier** Poliofälle mit dem Wildtyp in 2024 aufgetreten sind, die dritte Impfkampagne gegen Polio nach ca. einem Jahr ohne Begründung ausgesetzt?

Nein, die Aufarbeitung der Pandemie in bisheriger Form ist nicht zielführend. Hier muss ich zum wiederholten Mal unsere sogenannten Experten tadeln, die sich – bedingt durch die plötzlich explodierende Pandemie – gewiss international gegenseitig ausgetauscht haben und damit dem verängstigten Volk wichtige Fakten vorenthalten haben und nun im Zugzwang sind.

Diese gesellschaftspolitische Entwicklung behalte ich im Auge und erlaube mir, in Band 3 meiner Trilogie darüber zu berichten!

Polio-Impfung in Afghanistan

(1)

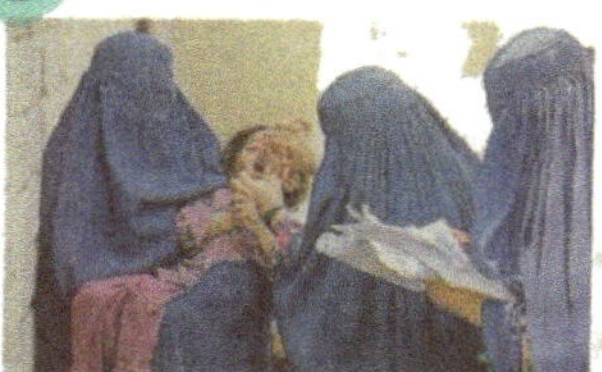

Impfaktion am Montag in Herat. Foto: AFP

22.08.2023

Kabul. (dpa) In Afghanistan sollen nach Regierungsangaben elf Millionen Kinder gegen Polio (Kinderlähmung) geimpft werden. Impfteams werden vier Tage lang in einem Großteil der Provinzen durch Städte und Dörfer ziehen, um die Schutzimpfung zu verabreichen. Im Landesnorden verzögert sich die Kampagne zunächst. Afghanistan zählt wie auch Pakistan zu den wenigen Ländern, in denen es noch regelmäßig zu Erkrankungen mit dem Wildtyp des Erregers kommt.

In der Vergangenheit wurden Impfteams in Afghanistan immer wieder angegriffen. Vor ihrer Machtübernahme vor zwei Jahren hatten die Taliban in von ihnen kontrollierten Gebieten die Impfungen noch verboten. Die UN verhandelte jedoch erfolgreich eine Wiederaufnahme des Impfprogramms.

Afghanistan startet Impfkampagne

In Afghanistan hat die zweite landesweite Impfkampagne gegen das Poliovirus in diesem Jahr begonnen. Wie das von den Taliban geführte Gesundheitsministerium mitteilte, sollten von Montag an rund elf Millionen Kinder gegen die auch als Kinderlähmung bekannte Krankheit geimpft werden. Die Kampagne solle innerhalb von drei Tagen in allen 34 Provinzen des Landes durchgeführt werden. 04.06.24 (2)

IN ALLER KÜRZE

Impfkampagne gegen Polio (3)

In Afghanistan hat die dritte Impfkampagne gegen das Poliovirus in diesem Jahr begonnen. Wie das von den Taliban geführte Gesundheitsminis-

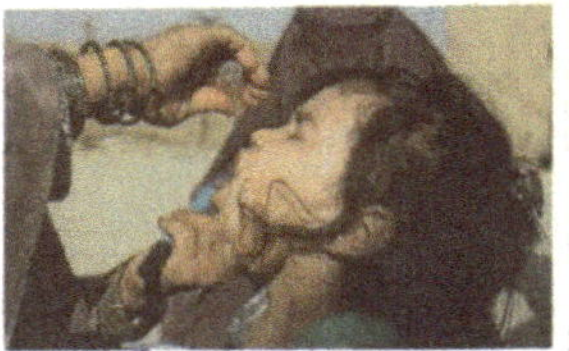

08.07.24

terium mitteilte, sollten rund acht Millionen Kinder gegen Kinderlähmung geimpft werden. Die Kampagne solle in 23 von 34 Provinzen des Landes durchgeführt werden. Laut einem Vertreter des Gesundheitsministeriums wurden in diesem Jahr vier Fälle von Polio durch Wildtypen des Erregers in dem Land bekannt. Foto: dpa

Impfkampagne gegen Polio in Afghanistan ausgesetzt

18.9. 2024

In Afghanistan soll eine für diesen Monat geplante Impfkampagne gegen Polio laut der WHO zunächst nicht an den Start gehen. Über einen neuen Termin werde diskutiert, sagte der regionale Direktor der Initiative der Polio-Ausrottung bei der WHO, Hamid Jafari. Ob die Entscheidung von den islamistischen Taliban angeordnet wurde, sagte die Organisation nicht direkt. Das Nationale Zentrum für die Ausrottung der Kinderlähmung in Afghanistan bestätigte das Aussetzen der Kampagne, ohne einen konkreten Grund zu nennen. Nach Angaben der WHO gibt es derzeit Diskussionen, die Impfungen nicht mehr von Haus zu Haus, sondern an öffentlichen Orten wie Moscheen durchzuführen. (4)

---

dann bei der Massenimpfung fort. Anstatt die unwirksamen Impfstoffe aufzugeben, wurde die Polio-Krankheit neu klassifiziert (aus einer Krankheit mit einer Restlähmung, die innerhalb von 60 Tagen abklingt, wurde eine Krankheit mit einer Restlähmung, die länger als 60 Tage anhält, was scheinbar zur Ausrottung von 90 % der Fälle führte, da die Mehrzahl der Polio-Lähmungsfälle innerhalb von 60 Tagen abklingt) und neue Namen eingeführt: Guillain-Barre-Syndrom, aufsteigende Lähmung, virale Meningitis. Seitdem überwiegen die durch das Impfvirus verursachten Lähmungsfälle (60.849 Fälle in Indien im Jahr 2011), doch die Befürworter der Impfung behaupten den Erfolg der Impfung,